『敲』开健康之门系列丛书

通则不痛 痛则不通

（第2版）

路新宇 —— 著

中国科学技术出版社

·北京·

图书在版编目（CIP）数据

通则不痛　痛则不通 / 路新宇著 .—2 版 .—北京：中国科学技术出版社，2023.1（2024.4 重印）

（"敲"开健康之门系列丛书）

ISBN 978-7-5046-9793-6

Ⅰ . ①通… Ⅱ . ①路… Ⅲ . ①经络—养生（中医）Ⅳ . ① R224.1

中国版本图书馆 CIP 数据核字（2022）第 155197 号

策划编辑	韩　翔
责任编辑	于　雷
文字编辑	徐世珏　靳　羽
装帧设计	佳木水轩
责任印制	李晓霖

出　　版	中国科学技术出版社
发　　行	中国科学技术出版社有限公司发行部
地　　址	北京市海淀区中关村南大街 16 号
邮　　编	100081
发行电话	010-62173865
传　　真	010-62179148
网　　址	http://www.cspbooks.com.cn

开　　本	710mm×1000mm　1/16
字　　数	115 千字
印　　张	12.5
版　　次	2023 年 1 月第 2 版
印　　次	2024 年 4 月第 4 次印刷
印　　刷	北京盛通印刷股份有限公司
书　　号	ISBN 978-7-5046-9793-6/R·2953
定　　价	50.00 元

（凡购买本社图书，如有缺页、倒页、脱页者，本社发行部负责调换）

内容提要

社会分工越来越细，人们对跨行业的知识多少都懂一点，唯独对医学知识，总以太专业为借口敬而远之，好像健康永远是医生的事，自己的身体却交给别人。既然我们能掌握非专业的金融、机械、计算机知识，那么学习些健康知识也是有可能的，中医真的没有那么难！

本书是一部简单、实用的经络养生著作，按照本书的操作方法可以随时与身体对话。作者利用"透过现象认识本质"的理论来解释中医的深奥道理；用道路、网络等形象的比喻揭示古老的经络学说；作者总结出每条经络的易堵塞穴位，指导人们自己用简单的敲、点、按揉方法找到它们。

本书配有如何打通十二经脉易堵塞穴位的讲解视频，读者可以扫码观看。掌握书中内容，非专业人士也能成为"内行"的家庭保健小能手。

再版前言

笔者曾于 2012 年出版了《"敲"开健康之门：通则不痛　痛则不通》一书，转眼已有 10 年。现在看来，初版虽文笔稚嫩，但仍是笔者最用心、最真诚的健康科普之作。

10 年间，我对"通则不痛"的认知不断完善，本次修订中，我仍秉持真诚的态度，参考了大量古代先贤之作，总结前人经验，结合自身 10 年来积累的经验与实践从以下 4 个方面对初版进行了完善。

将易堵塞穴位补充至 51 个

初版时，书中整理的十二经络中易堵塞的部位，包括心经循行路线中的"蝴蝶袖"，不是具体穴位，但是堵点；心经腕部有 4 个穴位，因距离很近，故算作一处；髀关穴、梁丘穴位于胃经循行路线上，但痛点往往是两者之一。这样算来，十二经络在肢体上的常见堵点是 28 个。

其实，当年还总结了其他易堵塞穴位，因不易描述，担心读者找不准穴位故未录入。如小肠经的肩贞穴，在腋后纹头上 1 寸，这次用"肩关节后方缝隙"来表述就容易理解了。

在近年实践中我还陆续发现一些新的易堵点，如胃经的颊车穴，之前我没想到脸部会有易堵塞穴位。一次讲女性美容课，现场很多听众反映颊车穴痛，我马上想到颊车穴是胆、胃、三焦三经的交汇处，因其为多条经络交汇，故易拥堵。

还有一类穴位，平时感觉不明显，只有疾病初起才会感到明显痛感。如胆经的阳陵泉穴，如胆没问题，这个穴位就无感；一旦胆壁增厚、胆囊炎，甚至春季胁肋部不舒服时，阳陵泉穴就会痛不可触。因而随时探查，可及时发现疾病信号。我一直倡导自我体检预防在前的健康理念，为了尽早发现疾病信号，将这类穴位也整理出来了。

此次再版我将最终总结出来的十二经络上51个易堵塞穴位及其定位、探查感受和疏通方法全部详细、通俗地描述出来，方便读者朋友自我实践。

补充了疏通经络的手法、反应和注意事项

初版时，对于疏通经络的手法仅做了简要描述，专业的中医大夫一看便知，但非医学专业的朋友理解起来有难度。尤其是按揉经络易堵塞穴位后，局部可能出痧、红肿，没做过推拿、刮痧治疗的朋友可能会感到意外。

此次再版，对手法的描述更具体，对可能出现的反应总结更全面，对什么情况不宜疏通经络也讲得更清楚。这样，读者朋友在实践时心里会更踏实。

对某些穴位定位进行说明

某些穴位的定位与标准经络图不一样，恐令读者朋友产生不少疑惑。比如肺经"孔最穴"的定位与标准经络图有差别，初版时已做过解释。此次再版，在易堵塞穴位中新增了三焦经的翳风穴，因不同于传统的定位，书中亦做了相应说明。

常见疾病的辅助调理方案有增加

初版时，限于篇幅关于常见疾病辅助调理方案的内容，收录的病种少、方案不够详细。此次再版，常见病调理方案从 16 个病种增加到 48 个，经络操作方案尽量合理、描述简单、便于应用。使读者朋友可以像查字典一样，针对具体病痛自我辅助调理，配合医生的治疗，早日康复。

感谢中国科学技术出版社的大力支持，使本书得以再版。

十年，弹指一挥间。虽然我在中医之路上有一点点进步，但一定还有不足和瑕疵，请读者朋友批评指正。

路新宇

初版前言

5月2日，早晨8点30分，一位朋友发来短信："路大夫，不好意思，过节打扰您休息。我正在旅游，朋友昨天受凉，现在胃痛严重，我们在风景区里，去医院不方便，有什么办法可以自己处理一下？"

我回复："正坐位，双腿放平，双手握空拳用小指的掌指关节，由腿根开始沿着大腿中线轻轻敲打至膝盖（胃经），3~5遍后，在腿根中央下方3指处会有一个痛点，按揉此痛点10分钟，应该能缓解。如有不明，再来电。"

8点35分朋友回复："找到痛点了，两腿都有，很痛。"

我回复："认真按揉，力量不用太大。"

8点45分朋友回复："腿部穴位痛感减轻，胃基本不疼了，回京当面致谢。"

这就是我的工作，作为一名中医，为人们调理身体，传播经络知识，使他们可以自己调理身体，又能帮助家人管理健康。

五年前的我，生活一团糟。大学毕业后没有从事与原专业相关的工作，而是随波逐流，下海闯荡，一路磕磕绊绊，有起有伏。转眼虚度九年时光，一事无成。2007年盛夏的一个机缘，让我对中医有了新的认识和理解，进而对其产生了强烈的兴趣。人生真的很有意思，兜兜转转一圈最终又回到了起点。几年来随着在学习、实践上的进步，越来越坚定了我将中医作为毕生事业的决心。这段时间在钻研业务的同时，我一直在思索关于中医的两个问题：第一，中医是经验医学还是实验医学？第二，中医是否有标准？在完成本书书稿的同时，这两个萦绕在我心头的疑问也有了答案。

中医是经验医学更是实验医学

同样的一张 CT，不同医生给出的结论可能就是不同。我们得承认，县城医生的阅片水平确实没有大城市医生的水平高，这与长期经验积累有直接关系。一个中医也必须经过大量临床经验的积累才能达到相当的高度。

如果说中医只是经验医学，这是不全面的，中医虽然没有实验医学这样的术语，但中医强调内证，强调身体感觉、用药后的表现，或者说只要我们身体能够体会出来的都应该属于内证实验范畴，实际上这是用人体自己做实验。

如果说"神农氏尝百草一日中七十二毒"是传说，那是抹杀了我们祖先为追求真理、健康而勇于献身的精神。明代医家李时珍曾在《本草纲目》中说："胡椒大辛热，纯阳之物……时珍自少食之，岁岁病目，而不疑及也。后渐知其弊，遂痛绝之，病目亦止。"李时珍发觉年年复发的眼疾，竟与自己平时特别爱吃胡椒有关。于是在停食胡椒一段时间后，眼病就好了。李时珍对胡椒的认识完全符合"先假设、再事实求证，最终结果成立"的科学论证过程。

我在讲解经络知识的时候，会十分自信地告诉听众，某条经络的反应点在哪儿、某个穴位疏通后应该是什么感觉、不同的感觉代表身体什么问题。穴位的疼痛有可能是刺痛、酸痛、胀痛，也可能是痛不可触。这些经验都是通过在自己、亲友、患者身体上探查后积累起来的，是众人身体感受的总结。

中医是有标准的

当年自己对中医没信心，一个重要的原因是认为中医没有标准。中医讲究辨证论治，一人一方，强调因时、因地、因人制宜，太个性化了。因为个性化，就要求医者要有相当高的水平辨别清楚，再对证治疗，所以培养一个高水平中医确实很难。而当我把经络问题作为思考方向，深入研究之后才发现自己对中医、对古人的理解太粗浅了。

熟悉经络的人都知道，在身体上寻找穴位的时候是用自己的身体标志、手指宽度（同身寸）作为计量单位去寻找自己的穴位，是非常标准的。比如，中脘穴在肚脐上方4寸，在肚脐与胸骨剑突连线的中点处。胃不好的人按揉此处1分钟，一定有痛感，可能还会持续几天。又如，肝俞穴在第9胸椎棘突下旁开2指宽（1.5寸）。烦躁易怒或是刚生完气的

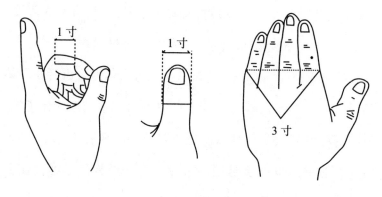

同身寸

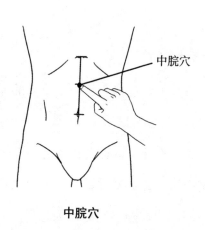

中脘穴

人，在左肝俞按揉会有结节感并伴有强烈疼痛。

当我为别人疏通经络时，多数人会说："路大夫，你敲哪儿，哪儿疼！"每当这时我心里都很高兴，为祖先自豪。是啊，我知道你经络哪里不通，因为古人早已告诉我们。我直接探查每条经络的堵点，找的就是经络易堵塞的位置，当然是敲哪儿哪儿疼啦。古人已经为我们制订了标准，我们却把它淡忘了，可惜！

虽然我们不知道祖先是如何发现那些穴位的，但我们没有理由不敬佩他们。中华民族绵延发展五千年，祖国传统医学护佑中华儿女繁衍生息五千载，难道不值得炎黄子孙骄傲吗？

在书中我描述的身体感受都是经过亲身实践、验证后用心体会出来的结果，是具有科学性的。既然经络穴位是标准化的，便可以向人们广而推之。

也许是上天的眷顾吧，我总结了一些经络的反应点，可用于人们日常调理身体。这些反应点可以作为提供信号帮助人们预防疾病，非专业人士亦容易掌握。当然，每个人在经络探查时，"如人饮水，冷暖自知"，笔者很难简单用语言进行更准确的描述，所以还需读者根据书中的方法实践，自己用心体会身体细微之处的变化，在与身体的"对话"中去感受祖国医学的伟大与妙处。

路新宇

目　录

引 子

审微恙：自我经络探查，
随时发现健康隐患

每个人都想拥有健康的体魄，梦想着一辈子都远离疾病。当今时代的人们对健康逐渐形成两个极端，要么对身体的一点风吹草动就大惊小怪，把自己完全托付给医生；要么对身体漠然置之、不闻不问，一旦大病形成追悔莫及。当然大多数人的健康意识确实越来越强了。

随着生活水平的提高，越来越多的人会定期体检，体检的费用少则几百元，多则上万元，可以看出人们在健康上越来越舍得投资。通过体检了解身体的状况，从医学上讲，早期发现，早期治疗，能大大提高治疗疾病的有效率和治愈率。

可是人们在体检中的困惑是，只有在病已成形的时候医学才能做出诊断，从影像学的发展看，X线、CT、MRI、骨扫描等技术越来越先进，影像越来越清晰，但前提必须是有异常的时候才能显现出来。有时候明明身体已经出现不舒服的感觉，而各项理化指标却告诉你一切正常！

也许有的朋友会说："是啊！没有异常，结果正常，不正说明身体健康吗？"但是唯物辩证法告诉我们，任何事物的形成、发生、发展都存在从量变到质变的过程。好比盛夏的暴雨，开始的时候先起风，然后乌云聚集，最后才是大雨倾盆，人们根据生活经验，当凉风袭来就知道将要下雨，于是携带雨具或者足不出户以做好准备。

任何医学都承认，疾病都有形成、发生、发展的过程，如果能在疾病形成的早期或者更早就发现隐患、苗头，那治疗起来不是更容易了吗？然而让医学家苦恼的是，怎样才能在疾病未成形前发现它？

现代医学的解决方法是通过科学技术的发展，让理化检测的对象更微观、影像技术更清晰，争取发现更加微小的物质。或者通过发展基因检测技术，在孩子刚出生的时候就预测未来可能出现的疾病，而及早在生活方式、饮食习惯上加以预防。

几千年来护佑我们中华民族繁衍生息的传统医学在预防疾病上是有优势的，成书于汉代的《黄帝内经》明确讲道："圣人不治已病治未病"。既然是"未病"，如何发现、如何治疗呢？凡事都讲究证据，"未病"是未成形的病，怎么才能发现"未病"的证据呢？"审微恙"不失为一个简单易行的方法。

何为"审微恙"？"审"字，繁体字写作"審"从"宀番"。"宀"，房屋；"番"，兽足。屋里有兽足印，能仔细分辨。"审"是通过蛛丝马迹发现真相的意思。"微恙"是小疾、小病的意思，这个小病可能小到身体都没有感觉，古人常用"别来无恙乎"作为久别重逢的问候语。本书所阐述的"审微恙"将通过对经络现象、身体信号的讲解，让每一个普通人通过经络探查、时间信号、舌象判断、综合分析，自己掌握一套简单、实用、及时发现身体健康隐患（未病）的手段。

成年人的理财方式，有投资股票、基金、买保险……最简单的方法是把钱存进银行吃利息，虽然收益少些，但风险亦小。会理财，不见得每个人都是金融专家。我们不是机械工程师，但买了汽车，知道按时保养、知道何时换"三滤"、何时换机油；我们不是 IT 人士，但使用电脑时知道软件该更新时就更新，该杀毒时就杀毒。

当今社会有一个很奇怪的现象，社会分工越来越细，人们对跨行业的知识多少都懂一点，唯独对医学知识，大都以太专业为借口敬而远之，好像健康永远都是医生的事，自己的身体却要别人来做主。

古人云：为人父母者，不知医为不慈；为人子女者，不知医为不孝！

既然我们能掌握非专业的金融、机械、计算机知识，那么学习些健康知识也是有可能的，中医真的没有那么难！

　　在本书中，我将尽力用通俗的语言、简单的方法、实际的效果让大家了解中医。希望读者朋友在实践"审微恙"的过程中，相信自己身体的感觉、相信祖国医学的神奇、相信我们祖先的智慧！

第一章
了解中医的视角，透过现象认识中医

中医给人们的印象是充满着神奇，医生用三个手指就能看病，"一根针、一炷艾、一碗汤"就能祛邪除病，处处透着玄妙。在科学昌明的今天，护佑我们中华民族繁衍生息五千年的祖国传统医学却好像很难登上大雅之堂。要说中医不合理、不科学吧，那应该早就消失于几千年的历史长河中了。中医确实充满了许多神秘色彩，这是使用中医的人出了问题，而不是中医本身的错误。中医讲天人合一，强调人与自然的关系，道理非常简单。

"冬吃萝卜夏吃姜"，虽是一句民间谚语，却可以看出祖先的智慧。生姜是温热性质，在炎热的夏季吃；白萝卜偏凉，却在寒冷的冬季食用，这是为何？过去农村用辘轳从井里提水，夏天时井水是凉的，冬天的井水却是温的。老乡说：夏天地气（能量）在外面，冬天地气（能量）收回地下。对应于人体，夏天阳气、热量集中在体表毛孔张开易出汗，体内却是空虚的，温度低，所以用温热的生姜进入体内平衡一下；冬天阳气收回到体内，容易产生郁热，吃点偏凉的白萝卜防止内热。

我们中国人吃东西，是依照自然法则的，同样吃了不洁的东西，夏天肠胃里面是虚的、凉的，容易出现腹泻的情况；冬天肠胃里面是热的，而不易坏肚子。因此，按照中国人的生活方式，冬天可以吃点冰淇淋，夏天虽然外面热得很，还是少食寒凉为好。

中医的实质是简单而又朴素的，通过对宇宙、自然、生活细腻地观察，经过长期地实践而处处充满了智慧。现代人要想了解中医，掌握中医必须把自己想象为古人，设身处地，才能还原中医思想形成过程中的思维模式。

自然现象给我们的启示

中医是中国传统文化的一部分，中国人的思辨方式是通过对自然现象的观察来认识事物的本质与规律的。《周易·系辞》曰："仰则观象于天，俯则观法于地……近取诸身，远取诸物……"抬头仰望观察日月星辰的变化，低头向下审视大地的变化从而认识自然、认识自我，把自然与人体的关系统一起来。这其中需要高度的智慧，老子曰："人法地，地法天，天法道，道法自然。"平时我们司空见惯的现象都可以作为依据。

有点生活常识的人都知道夏季黄昏看到西方天边的火

烧云，就知道明天会晴空万里；在北方生活的人们也知道月亮如果有黄晕，第二天就会刮风。这种判断有时比天气预报还准确。也许这些知识在小学自然课上或者是听长辈教导我们而获得的，因为这些知识太自然了，反而让我们容易忽视。但这些知识确实是我们了解自然的手段，凭着这些生活经验可以了解自然的变化，这难道不是具有预测能力嘛！

苏东坡曰："月有阴晴圆缺，人有悲欢离合。"这是通过月亮在视觉上的变化来说明人生的哲理，也体现着中国人的天人合一的观念。月亮不管是初一还是十五，都挂在天边。但每月三十、初一，我们因为肉眼看不见就说月亮不存在，大家可能哈哈一笑，嘲笑有这种认识的人太愚蠢！那么为什么我们现代人却非要眼见为实呢？难道眼睛就不会欺骗我们吗？我们看得见每天吃进"标准剂量"的钙、铁、锌、硒、维生素，但你能看见有多少被身体真正吸收、利用；我们看得见理化检测指标的正常，却不可理解身体莫名其妙难受的原因，于是给这种状态起了一个自欺欺人的名字——"亚健康"；我们看得见用抗生素杀灭了有害细菌，但我们看不见被抗生素破坏的肠道环境使多少有益菌无法生存。

"自然而然谓之道。"观看过钱塘江大潮的人们一定对壮观的钱塘潮有深刻的记忆，不知有几人会发现在潮水层次递进产生大潮时，前潮受到阻挡，回旋退却涌起的浪花和后潮汹涌向前产生的水势，在半空中恰好形成太极阴阳的图像（图1）。

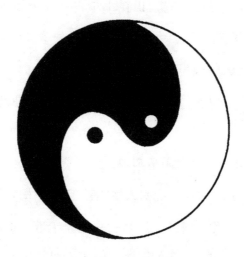

图1　太极阴阳图

太极阴阳就是中华民族的文化图腾，《易经》中"天行健，君子以自强不息"的乾卦思想衍生为儒家思想的主要内涵，"地势坤，君子以厚德载物"的坤卦思想发展成为道家思想的主要内涵。"一阴一阳谓之道"，二者一动一静，你中有我、我中有你，推动了五千年中华文明绵延不绝，使我国成为世界上历史最悠久的国家之一。就像我们改革开放后，既有经济的高速发展，又有适时合理的宏观调控，必然会取得举世瞩目的经济成就。西方国家只知道对我国取得的巨大经济成就感到惊讶，他们哪里晓得，我们走的是"道"呢。

中医思想的产生也是依据道法自然的原则，不断探寻着人体与天地自然的奥秘，通过对自然现象的收集、观察、整理来把握宇宙大道。同理，将人体所表现出来的各种外在现象（舌象、脉象、面相、手相等）、外在症状、主观感受总结归纳，从而形成了一套客观、实用的判断内在脏腑生理、病理变化的方法。通过人与大自然共有现象的联系，在整体观念指导下进行砭、针、灸、导引、按跷、药物等手段来对身体进行合理的调节，以激发身体的自愈能力，从而使身体恢复健康的状态。

了解身体感受才能分清寒热虚实

我们每个人都有感冒发热的经历，回忆一下：同样是发热 39℃，有的时候感觉到冷，即使添加衣物，还是怕冷；而有的情况是感到热，需要减去衣物。张仲景《伤寒论》载："病人有身大热而反欲近衣者，热在皮肤、寒在骨髓也；病人有身大寒反不欲近衣者，寒在皮肤、热在骨髓也。"这两种现象的病因截然相反，怕冷是体内有寒，应该用温热药温里散寒；怕热是体内真的有热，则必须用寒凉之品，治疗方法错了结果会南辕北辙，对身体造成的危害也是难以估量的。

《思考中医》里面记载了广西壮族自治区已故名老中医

林沛湘教授20世纪70年代的一个病案：患者是位老干部，发热四十多天不退，多方会诊，用过中药、西药，但是体温始终不降。在这样的情况下，就把医院里的名老中医都请去会诊，林老也是其中一位。正当大家在聚精会神地四诊、辨证分析的时候，林老被患者的一个特殊举动提醒了。当时正是大热天，喝些水应该很正常，但是患者从开水瓶把水倒入杯后，片刻未停就喝下去了，难道开水瓶装的是温水吗？林老悄悄地触摸一下刚喝过水的杯子，杯子还烫手。大热天喝这样烫的水，如果不是体内大寒，绝不可能。仅此一点，一切都清楚了。于是林老力排众议，以少阴病阴寒内盛格阳于外、真寒假热论治，处大剂四逆汤加味，药用大辛、大热的附子、干姜、肉桂，服汤一剂，体温大降，几剂药后体温复常。

从这个病例中，我们应该能够体会到中医不言主观感受不行。口渴，要关注喜冷还是喜热。一个发热，要注意恶寒还是恶热。为什么中医要注重这个主观上的感受呢？因为这个感受所提供给我们的是人体内真实的信息。

同样是20℃的室外温度，春天和秋天给予人体的感觉是不同的，春天我们会有温暖的感觉，而秋天则有凉爽感。春天万物复苏、草长莺飞，是阳气往上走，生发、鼓舞之气让我们感到"吹面不寒杨柳风"；秋天则是草木凋零、枝枯叶黄，代表阳气向下而转入收藏的状态，是肃杀、萧瑟之气，我们才有"西风烈，长空雁叫霜晨月"的悲凉感受。这都是自然对人体的影响而产生不同感观的现象，因此同样的病在中医看来，发病于不同季节，治疗方法也必须考虑自然因素对其的影响。

胃病是目前的常见病，从耳熟能详的广告语中我们大致了解它的症状是胃痛、胃酸、胃胀，但这三个症状所反映的脏腑情况却是完全不同的。仔细观察，胃痛就有多种情况：有人是隐痛，此为气血亏虚，宜用健脾养血的方法来调理；有人是刺痛，这是有瘀滞，用活血化瘀的方法才行；有人生气后疼痛加重，这是肝气亢盛，木克土，肝木之气横犯脾胃所致，要采用疏肝理气的方法；有的人饮热水会痛减、进食冷饮后会诱发或加重，这是胃中积寒，用些心思将寒气赶走也就手到病除了。

为什么说"圣人不治已病治未病"里的圣人是我们自己呢？因为身体的状况只有自己最了解，掌握健康应该从了解身体发出的信号入手，而不是身体一出现点异常，就慌里慌张、大惊小怪！

脉象被中医自己神秘化

人们往往认为中医最神奇、最玄妙的是脉诊，所以有些患者如果对一个医生不熟悉或面对一个年轻医生时，常常会把手腕往脉枕上一放，然后一言不发，看医生通过脉诊对自己的身体情况的描述，以此来判断这个医生的医术是否高明。而有些医生也是号完脉就开药，生怕患者明了个中奥妙。

号脉也是一种看现象。古代医家经过长期观察、实践将脏腑在手腕部定位，比如左手以腕横纹为标志，食指、中指、无名指依次排开，中指要置于桡动脉上，由远及近分别称为左寸脉、左关脉、左尺脉，对应的是心、肝、肾；右手以腕横纹为标志的右寸脉、右关脉、右尺脉，对应的是肺、脾、命门（图 2）。

古代医家经过长期的实践总结出了脉的 27 种跳动形式，

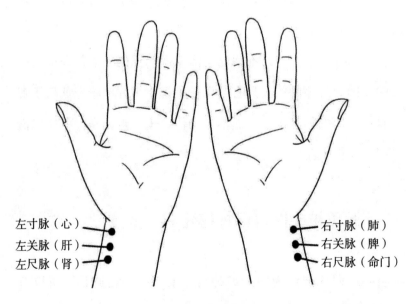

左寸脉（心）

左关脉（肝）

左尺脉（肾）

右寸脉（肺）

右关脉（脾）

右尺脉（命门）

图 2　寸口脉

每种脉象如何跳动、相应的形式、指下感觉代表的情况，在李时珍所著《濒湖脉学》上以歌赋的形式介绍得非常详细、清楚。

比如滑脉，"滑脉如珠替替然"，这个脉在指下的感觉就像小珠子滚动的样子，出现滑脉时古人总结："滑脉为阳元气衰，痰生百病食生灾。上为吐逆下蓄血，女脉调时定有胎"。说明滑脉主体内有痰。如果适龄女性身体状况良好，无其他不适而出现滑脉，基本上就是怀孕了。受精卵落户在子宫里，相对于母体是一个新生事物，在初期不就是一块"痰"吗？所以受精卵着床初期需要和母体有 3 个月的适应过程，孕妇的妊娠呕吐等反应在前 3 个月最明显，等过了三个月胎儿与母体和谐之后，妊娠反应基本消失，这时候滑脉也就不明显了。

记得给一位 45 岁的女性朋友把脉，右寸肺脉是滑脉，看她的舌头胖大有齿痕且湿漉漉的，从舌头上得到的信息是脾虚湿盛有痰，而肺脉滑也是有痰的表现，中医里肺主皮毛，询问得知患者没有咳痰的情况，于是我判断她有脂肪瘤，脂肪瘤在中医看来就是在皮里膜外的痰。当我告诉她有脂肪瘤时，她瞪大眼睛连连称神，说自己去年做的手术，摘除了三个。由此看来中医其实不神奇，称神奇是因为你不了解中医、不了解自己的身体，自己给自己设计了一个"专业"的借口而不愿去了解罢了。

经过专业培训的中医通过三个指头观察这六个部位跳动的情况就可知晓患者身体情况了。当然，前提是医生需要熟练掌握 27 个脉的跳动情况、所代表的疾病特点，还要在实践中融会贯通，将搜集到的各脏腑信息综合判断，才能准确了解人体的真实情况。

好多人因为不懂中医，常用号脉准确与否来判断一名医生的水平，这样是靠不住的，我在现实中常常有被考问的经历：但只要通过脉象说对一两个症状，患者就忍不住"竹筒倒豆子"，不由自主地全盘托出了。

事实上《难经·一难》曰："十二经皆有动脉。"古人诊脉时不仅看手腕（寸口）脉，还要诊十二经的动脉，这样才能最准确的了解患者身体状况，现在的中医都偷懒、简化啦！其实也不是现代中医这么做，医圣张仲景就在《伤寒杂病论》序言中疾呼："观今之医，不念思求经旨……按寸不及尺握手不及足；人迎趺阳，三部不参。"这说明医圣所处的汉朝时期许多医生就已经将脉诊简化了。

舌象是了解身体状况最简便的方法

望舌象实在是最方便、最简单了解身体状况的方法，我们只要在起床时看看自己的舌头就能大致了解自己身体状况。将复杂的内部情况化繁为简，通过小小的舌头知晓身体里面的情况，我们不得不再次敬佩祖先的智慧。我们可以看舌头大小、胖瘦、是否有齿痕；看舌苔的颜色；看舌体是否有红点，这都是内在脏腑反映出来的外在现象。

舌通过经络系统中的经脉、经筋、经别等与心、肝、脾、肾、胃、膀胱、三焦诸脏腑有直接关系，肺、胆、小肠、大肠等脏腑也间接与舌相联系。由此可见，人体的内在脏腑都可通过经络系统与舌相联系，内在脏腑发生病变，会反映于舌，因此也就可以通过舌的状态了解身体里面脏腑的情况。

舌苔的形成与胃气密切相关，它是由胃气上蒸于舌面而形成。清代医家章虚谷说："然无病之人，常有微薄苔如草根者，即胃中之生气也。若光滑如镜，则胃无生发之气，如不毛之地。"这形象生动的阐明了舌苔形成与胃气之间的关系。

中国传统文化常用自然现象类比人体的功能，在自然界只有土地肥沃水源充足，草木才能繁茂，在人体也必得胃气、胃阴充盛，才能上蒸于舌而成苔。反之，若土地贫瘠则寸草不生，胃气衰败，则舌苔难长。若体内有病邪之气，必会随胃气上达于舌而呈现各种病态舌苔。可笑的是现在市面上卖的牙刷为了炒作概念，硬要把舌苔刮去，说上面滋生大量细菌！现代人啊，想问题也太简单了吧，舌苔只是脏腑在舌上呈现的"象"，刮去了表面的舌苔，不解决内在问题不是徒劳吗?

人们在日常生活中，通过简单的学习完全可以掌握望舌质、舌形、舌苔、舌脉的方法，来自己辨明机体的寒热、虚实、脏腑情况，合理指导饮食。比如用冷饮前判断一下，如舌象反映体内有寒，那就万万不能贪一时之快而饮用。

舌质又称舌体，即舌的肌肉脉络组织；舌苔是附着于舌面的一层苔状物；舌脉是舌下的两根静脉。

望舌质

舌质多反映五脏精气的盛衰，平时人们应多注意舌色及舌形，以了解体内状况。

舌色是舌质的颜色，几千年来中医将舌色分为淡红、淡白、红、绛、紫、青六种，其中除淡红舌为正常舌色外，其余均为主病之舌色。对于审微恙，我们了解淡红舌、淡白舌、红舌的情况即可。

1. 淡红舌

舌色不深不浅，红活润泽。淡红舌是脏腑气血上荣之色，标志着脏腑功能正常，血液充盛，阳气和畅，阳气鼓动血液在体内运行，反映于舌部，即可见舌色淡红荣润。所以，淡红舌为正常健康人的舌色。

2. 淡白舌

淡白舌之舌色比正常舌要浅淡，白多红少，甚则枯白全无血色。

淡白舌是"虚寒舌之本色"。虚，指气血不足，不能充斥血络；寒，指阳气不足，不能温运血液上荣于舌，阳虚则内寒，血脉收引，使舌部血量减少，故见舌色淡白。

如果出现淡白舌应忌服寒凉之物，可服温热补益之品。很多有咽喉炎的人，自认为有实热，一味清热降火，其实他们的舌象多为虚寒之象，如此用药实乃错误，伤人不浅。

3. 红舌

舌色比正常舌红，称为红舌。因血得热则行，热盛则气血沸涌，舌体血脉充盈，故舌色变红。舌色越红，提示热邪越重。红舌主热证，实践中最好还需诊察舌苔以辨虚实，如苔黄、干裂多为实热，此为体内真正有热；如少苔或无苔此为虚热之象，多为脏腑津液不足，阴虚所致的火旺。

望舌形

舌形指舌的外形，日常有探查意义的舌形包括瘦薄舌、齿痕舌、裂纹舌。

1. 瘦薄舌

舌体比正常舌瘦小而薄，舌体是由肌肉、血脉等组织组成，气血不足，舌肌瘦削，舌体必现瘦薄，这是舌体不充的表现，故瘦薄舌主气血两虚和血虚。

2. 齿痕舌

舌体的边缘有牙齿的痕迹，舌色多淡白，舌形多胖大。齿痕舌多由脾虚湿盛所致，人们需强健脾胃功能。

3. 裂纹舌

舌面上出现各种形状的裂纹、裂沟，深浅不一，多少不等，统称为裂纹舌。舌见裂纹，多属气血津液亏虚，是舌体失于濡养的表现，部分人是实热造成的，主要见于心火、胃火炽盛。

望舌苔

人们日常需掌握两种苔色，即白苔、黄苔。

1. 白苔

白苔一般多见于表证和寒证，所以有白苔之人忌寒凉之品，应服温补之品，以祛体内之寒。

2. 黄苔

黄苔主热证、里证，此外脾胃病也多见黄苔，这是有热的舌象，此时根据病位（心火、胃火、肝火）服用清热泻火的药物就比较合适了。

望舌脉

舌脉是指舌下的两根静脉，望舌脉主要观察舌下两根静脉的充盈情况及其色泽，以判断体内气血津液盈亏及瘀畅的状况。

望舌脉的方法：面向阳光，张口，将舌轻轻向上翘起，舌尖轻抵上腭或门齿内槽。

异常舌脉主要表现为舌脉曲张，主干超长，舌外带血管扩张，颜色紫黑。舌脉曲张是瘀血证的重要特征，不论身体任何部位发生血液瘀阻，皆可出现舌脉怒张，颜色青紫，所以对早期肝病、肿瘤、中风皆有提示作用。

生活中，每天早晨上班出门之前，看看自己的舌头，判明一下自己是否有阴阳虚损的情况，尊重自己身体的反应，根据舌象反应决定一下当天的饮食是寒性还是热性，不是一件生活乐事吗？

熟视无睹的时间信号：午夜准时醒上午莫名困午后头痛乏力

中国文化将一天分为十二个时辰，对应十二月、对应人体的十二节胸椎，你可以说古人牵强，但十二这个数字却和人体有那么多关联，却也无法解释，在没解释清楚之前不妨尊重古人的意见。

中医将人体十二脏腑（肺、大肠、胃、脾、心、小肠、膀胱、肾、心包、三焦、胆、肝）的经脉与十二个时辰相对应。在相对应的时辰里，本脏腑的气血最旺盛，也就是此时相应器官的功能最强，中医术语称之为"子午流注"。

我们每天早晨5—7点起床，一般都有便意，这个时间是大肠经气血旺盛之时，大肠传导糟粕，这个时间排便最省力，经常在此时间段按时规律大便的人，基本没有便秘的现象。

很多时候，病症的发生是有时间规律的，在相对应的时辰里，本脏腑的气血最旺盛，如果脏腑功能有异常，就会出现相关的症状。因此，在固定时间连续出现相同的症状，可以通过疏通相应经络来解决。

常见定时出现的症状

凌晨1—3点莫名醒来，是肝火过旺，常有烦躁、易怒、气郁等症状，如果此时工作压力再大些，当气血流注到肝经的时候，火上浇油，结果把人唤醒。此时敲揉、点揉肝经的阴包穴、太冲穴（图3），会痛不可触，每天在痛点处敲、揉5～10分钟，三五天后痛感消失，可一觉睡到天亮。

凌晨3—5点钟定时醒来，连续三天，这是因为寅时肺脏功能最强，发现有恙将人唤醒，敲揉肺经的孔最穴、点揉鱼际穴（图4），在痛点处每次操作5～10分钟，待痛减后症状可消失。

上午9—11点钟有困倦的感觉，尤其是上班一族，9点打完卡，开始犯困，过了11点，精神了，这是脾虚。在气血循行至脾经时主动要求人体休息，此时沿着脾经小腿骨缝

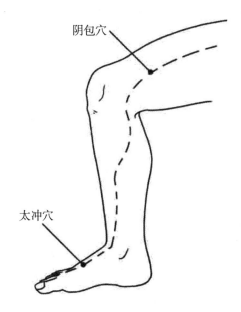

图3 阴包穴、太冲穴

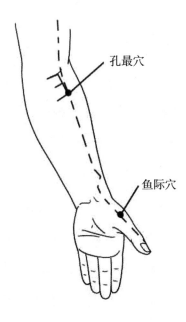

图4 孔最穴、鱼际穴

敲揉，在膝关节下方的地机穴和内踝尖上的三阴交穴（图 5）会有强烈痛点。

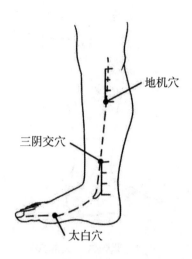

图 5　地机穴、三阴交穴、太白穴

下午 3—5 点钟困倦、头疼，一定是膀胱经有寒，膀胱经气血在此时最旺盛，努力排寒，消耗气血导致疲倦，而睡觉又是身体自主休养生息的手段。曾治疗一头痛患者，女，35 岁，半年来每天下午 3 点开始前额正中线两侧，从眼角内侧至发际疼痛，5 点一过，疼痛减轻，这是膀胱经堵塞的典型表现，点揉昆仑穴（图 6）痛不可触，让其每日下午 3 点在昆仑穴上自己按揉，结果 3 天后头痛消失。

有些中年人到了晚上 7—9 点开始有轻微胸闷、心慌的感觉，去医院检查结果正常，此为心包经不通，敲揉、疏通心包经上臂的天泉穴图（图 7）亦可缓解。

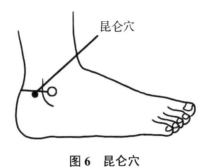

图 6　昆仑穴

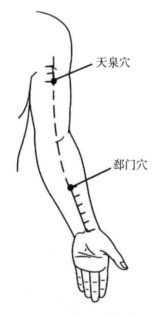

图 7　天泉穴、郄门穴

　　在临床上常遇到偏头痛或一侧耳鸣的患者，如果在晚上9—11 点钟发作或加重，这是气血在三焦经循行的时间，一定与三焦经有关，此时敲揉三焦经的四渎穴、消泺穴（图 8），再配合疏理胆经的堵塞点（图 9）会手到病除。

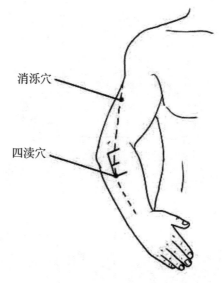

消泺穴

四渎穴

图8　四渎穴、消泺穴

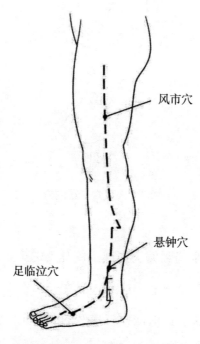

风市穴

悬钟穴

足临泣穴

图9　风市穴、悬钟穴、足临泣穴

重视时间信号，防患于未然

了解身体的时间信号首先要弄清楚气血在十二条经脉循行的时间，"子午流注"是祖先留给我们的宝贵财富。掌握经络子午流注的时间次序需要记住一句话："肺大胃脾心小肠，膀肾包焦胆肝详"。按照肺经的流注时间是凌晨3—5点，以此类推，就可以推断出不同时间对应的经络。详细时间见图10，表1。

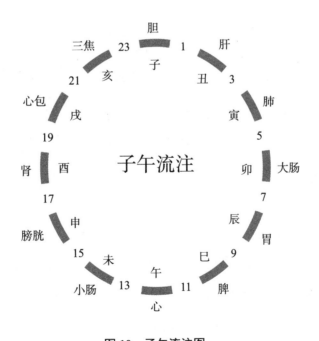

图10　子午流注图

表1　十二经络对应的子午流注时间

子午流注时间	经　络	子午流注时间	经　络
3—5 点	肺经	15—17 点	膀胱经
5—7 点	大肠经	17—19 点	肾经
7—9 点	胃经	19—21 点	心包经
9—11 点	脾经	21—23 点	三焦经
11—13 点	心经	23—1 点	胆经
13—15 点	小肠经	1—3 点	肝经

　　常见的时间信号包括每天在固定时间异常醒来、困倦、疼痛等情况，持续三天以上具有判断意义，说明出现健康隐患，身体已经有信号显现出来，此时调理起来还是很容易的。

　　小结： 在疾病未成形之前，人体反映出来的"象"还有很多，只是人们平时没有注意罢了。比如晨起口干、脸上爱起痘痘、吃点凉的马上腹痛、经常手脚发凉、经常手脚发热、莫名的烦躁、大便后马桶难冲干净。每一个表面现象，都是内在脏腑状况外在的表现。

　　古人云："不积跬步无以至千里。""千里之堤毁于蚁穴。"

疾病的发生绝不是瞬间而至的。通过人体自我现象的观察，随时主动探查身体状况能够及时发现异常情况，那么及早采取恰当的干预措施，将疾病消除在萌芽状态，就可化疾病于无形。

　　了解点儿中医，不一定成为中医大夫，但绝对会增加生活乐趣，同时也可能将健康真正掌握在自己手中！

第二章
离开经络的中医是不完整的

现在中医专业的毕业生越来越多，但是毕业之后能从事本专业的越来越少；开大方的中医越来越多，真正能灵活运用经方的人越来越少；诊断上借助现代仪器的中医越来越多，能通过望、闻、问、切四诊合参准确诊断的中医越来越少。

中医怎么了，中医自己也病了吗？在这里我们不探讨中医自身发展所出现的问题，我们看看当下普通民众是怎么看待中医的？

看中医就是喝汤药

人们到医院找中医看病，都是开方、抓药，拎着一包包中药回家熬制是天经地义的事。甚至认为看了中医没开药，等于挂号费白花了。其实喝汤药只是中医多种治疗手段的一种，真正高明的医生治病时会根据病邪所在的层面、病势的进退变化而采取不同的方法。

《素问·阴阳应象大论》曰:"故邪风之至,疾如风雨,故善治者,治皮毛,其次治肌肤,其次治筋脉,其次治六腑,其次治五脏。治五脏者,半生半死也。"

以上论述既说明了病邪侵入人体的路径,病势的发展依次是皮毛、肌肤、筋脉、六腑、五脏,又指出了医生应在疾病的早期予以干预,才能取得理想的效果。"治五脏者,半生半死也",病势发展到了脏腑阶段,才想起治疗,再出手,治愈率也只能达到50%。

与病邪在体内传变的层次相对应的传统中医治疗有六大技法:砭(刮痧)、针、灸、药、按跷、导引。

病在皮毛时期刮痧就行,比如说感冒初起,病在表层,这时选择膀胱经刮痧将邪气排出体外就可以了。比如小儿打喷嚏、流鼻涕,风寒感冒初起,家长如果不选择马上送医院,先别着急吃药,头项结合部正中的两侧凹陷中有要穴"风池穴",是邪气进入体内的直接入口。家长可以用嘴吮吸那两个穴位,再从上至下吮吸督脉(正中线)和督脉两侧的膀胱经(从头至肩),如果有痧出来,感冒初起的症状即会减轻,甚至消失(图11)。

这种方法学名叫"吮痧",孩子还以为家长和他嬉戏玩耍,在没有任何痛苦时寒邪已被赶走了,何苦给孩子吃药片、打点滴呢?且不说抗生素是寒凉的,就是那凉凉的盐水进入孩子体内也要消耗不少能量啊,所以我们看满大街的

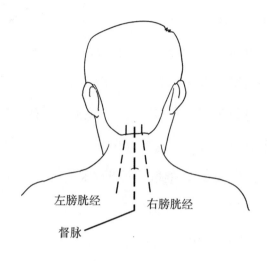

图 11　颈部"吮痧"部位

"小胖墩儿""豆芽菜"，大都是脾胃虚寒。

　　再比如手足冰冷、阳气欲绝的昏厥患者，马上灸"神阙穴"（肚脐）就可以回阳救逆，而不必非要等附子、干姜、甘草组成的四逆汤熬制好，再给患者灌下去。

　　临床上肾气虚的患者如果掺杂脾虚的症状，这类人群用汤药效果就不明显。这是因为脾虚，对药物的吸收不好，所以药效不会显现出来，此时若在腰部的肾俞穴拔罐（肾俞穴的位置在肚脐对面的脊柱向两侧旁开 2 指宽处，左右各一。每次可拔罐 10 分钟，拔两天歇一天，15 天为一个周期，女性在经期时不可拔罐），直接补益肾气会有很好的效果，而且巧妙的绕过了虚弱的脾胃。有些手脚冰凉的女性，体内寒气重，经络堵塞的厉害，如果不先疏通经络，单纯服用附子理中丸效果并不太好。

中医思想与道家思想一脉相承，强调"物无美恶，过则为灾"，只有合适的，没有最好的，合适就好！中医的六大疗法各有各的优势，各有各的治疗层次，脏腑的病多用药，经络问题多用针、灸，病邪在表的多用刮痧。生活中，人们生病看医生时多数病已成形，病邪属在脏在腑的范畴，这就需要多种方法一起配合治疗，各自发挥治疗上的优势方能手到病除，而不是单纯依靠其中某一个法来解决，这里面需要高度的智慧，所以只会开汤药的大夫未必是好中医。

一个好的中医师应该精通上述六法，但由于"刮痧""按跷"的治疗方法耗费体力、时间又长、受益较少，而开方、抓药不但能用最少时间、最少体力为人看病，同时又展现了医生的学识、权威的形象，所以经历代演变下来，最终"以药为主"的治疗方法成为中医的主流，而刮痧、按跷则沦落为民俗疗法，殊不知平凡之处见真知。

中医诊断就是"号脉"

绝大多数人去看中医，为了验证大夫医术的高明，都是看医生号脉准确与否，医生将症状说得准就相信他的医术，不准就怀疑医生的水平。

中医讲究"望、闻、问、切"四诊合参，《难经·六十一难》曰："望而知之谓之神、闻而知之谓之圣、问而知之谓之工、切而知之谓之巧。"什么意思呢？

"望而知之谓之神"是说通过看就知道来人脏腑内在的偏差，有什么毛病，就像扁鹊见齐桓公时，一看就知道，君有疾在腠理、君之病在肌肤、君之病在肠胃，看到疾在骨髓时扁鹊转身就跑，没几天齐桓公不治身亡。现在很多医生都把《史记》的记载当成传说，完全没有自信。其实普通医生也可以通过望面色、面相、形体大致确定患者的身体状态。

"闻而知之谓之圣。"当代一些中医人士将"闻"理解为嗅觉，比如糖尿病、农药中毒的患者身上会有一些特殊气味。如果只是简单拥有闻到气味的本领，真不应该称为"圣"。

古人认为"闻诊"是听的本领。我国古代音乐采用五音：角、徵、宫、商、羽，在五行中与肝、心、脾、肺、肾相对应。肝应角，其声呼以长；心应徵，其声雄以明；脾应宫，其声漫以缓；肺应商，其声促以清；肾应羽，其声沉以细。也许有人说，将声音与五行联系起来是牵强附会，可是我们常说吹响战斗的号角，鼓舞人斗志的不正是肝气吗？古人说：鸣金收兵，金主肃杀、收获。中国文化是如此细腻，我们这些后学实在汗颜，不怕不懂就怕不懂装懂。

正常的声音特点是清晰洪亮、音调抑扬顿挫、和畅自然，这是脏腑精气充盛、气血平和的表现。听一个人说话，什么音多，什么音少，然后就能判断这个人脏腑的虚实寒热，这真是一门大学问。据说有的大夫，不用见来人、号其脉，通过打电话，听一段话，然后方子就开出来了。他靠的就是闻，听语音、语调、语气，甚至是从说话的一些内容来判断。鲁迅先生笔下的祥林嫂一张嘴全是抱怨，"啊，我家阿毛要是活着的话也这么大了……"由此判断祥林嫂的心气极虚，不过这种"闻"的学问已经濒临失传了。

"问而知之谓之工。"很多有经验的中医师看病时会问很多问题。如果是一位有心的患者应该记得大致询问的顺序是遵循着明代医家张景岳的十问歌来进行的，即"一问寒热二问汗，三问头身四问便，五问饮食六胸腹，七聋八渴俱当辨，九问旧病十问因，再兼服药参机变。"这里寒热、头身、饮食都和患者的感受有关。通过多方信息的收集，综合判断内在脏腑的情况，在古人看来只是工匠的水平。

"切而知之谓之巧。"也许古人是说，切脉的方式只是用了一些小技巧、小窍门而已。确实我们现在诊脉的思路、方法，都是古人经过长期实践、观察总结出来的最简便的方法。在第1章讲脉象的时候说，现在的许多中医把脉只看寸口脉，而古人是要看人迎脉（颈动脉）、趺阳脉（足面）了解胃气的情况，太溪穴了解肾气的情况，这种全面了解脉象的方法称为古脉法，因为复杂且操作不便，故用者甚少。

望、闻、问、切四诊合参，综合判断才会对身体脏腑情况做出正确了解，所以如果找中医看病，还是要配合一下医生，尽量多提供自己的身体信息，也许你不经意间的一句话会使医者豁然开朗，而切中要害。

不过现在有些医生看病的方式确实令人难以恭维，摸摸脉、看看舌头，这边就把药方下了，搞得患者一头雾水，服药后效果好还行，效果不好，患者自然把抱怨加到中医身上，或者认为中医故弄玄虚。

众人一方

中医思想中最重要的观点是辨证论治。什么是"证"？比如头痛，这是一个证，但我们要看是偏头痛、巅顶头痛、项强头痛，还是前额疼痛，从部位就可以依次判断出与胆、肝、膀胱、胃哪个脏器相关，再结合疼痛的性质，胀痛、刺痛、头痛如裂以及身体其他感受，确定是何原因所致的头痛，最后确定合适的治疗方法。

辨证论治思想体现了尊重个体、以人为本的思想，人在组织器官上有共性的地方，现代解剖学已经研究得很清楚了，但每个人又都是独立的个体，这就一定存在个性问题，在前文曾论述过，如果分别在春天与秋天得大叶性肺炎，采用的治疗方法有相同之处亦应有不同。现代医学的贡献是在一大堆问题面前找到了一个共性问题，而中医则要强调因人、因时、因地。有很多中医大家使用《伤寒论》中的经方，病症即使相似也要根据患者的具体情况增减药物。所以在中医看来，药没有贵贱之分，讲究的是如何合理用方、一人一方，也许这就是以人为本的体现。

但现代社会中，许多药品经营者，更注重销量。打着中医的旗号，以家传秘方、宫廷秘方、运用现代先进技术提纯的中药等为宣传炒作，在广告里，好像没有他们不能治的病，患者在病急乱投医的情况下盲目相信，结果病没治好，反倒对中医产生了极大的误解。

例如人们熟知的六味地黄丸，此药方首出于宋代医家钱乙的儿科专著《小儿药证直诀》，是滋补肾阴用于治疗小儿发育迟缓的专用药方。在大量广告宣传下，让人们以为是补肾壮阳的药，其实这个药可以治疗像腰膝酸软、夜间睡觉出汗、手脚心热等肾阴不足的症状，而且成效显著，但绝对不适合早泄、畏寒肢冷、手脚发凉等肾阳虚的情况，用了就是南辕北辙，加重病情。由于六味地黄丸被有些人错误地宣传为补肾的药，普通民众哪还敢给发育迟缓的孩子用，真是坏了中医的名声。

说到孩子，现在许多家长在喂养上也有误区，有的家长机械地给孩子定时、定量，喂饭、喂水、喂微量元素、喂水果，更有甚者每次还用天平称重，也许这就是现代科学教化下年轻父母的表现吧？难道不想让你的孩子有点个性吗？

每个孩子都是个体，从发育过程来看有共性的特点，比如幼儿大致在特定的时段会翻身、会坐、会爬、会站立、出牙齿。但孩子还有个性的特征，请问家长朋友你们能用天平称重孩子吃进去的食物，但你们能称出你的孩子体内有多少蛋白质、脂肪、维生素吗？孩子是喂养出来的，绝不是打着科学的旗号统一"饲养"出来的！

中医思想体现着朴素的天人合一思想，我们应该尊重自然界中任何一个个体。

中成药具有无须煎煮，携带、服用方便等特点，更符合当前越来越快的生活节奏，因此其在中药治疗中所占的比重越来越大。因为中成药的剂型和含量是相对固定的，这在药物使用上就不可避免地背离了中医的辨证论治思想。

所以人们了解些中医思想，对自己判断身体状况，选择药物还是很有意义的，就像有的咽喉炎，身体一派寒象，还清热利咽泻火，就完全错误！

中药没有毒性反应

"反正中药见效慢，多吃点没事"，很多人认为中药没有不良反应。在美国报道过几例服用"龙胆泻肝丸"导致肾衰竭后，又有人觉得中药毒性反应很大。

单纯说中药没有不良反应或中药毒性反应很大，都有失偏颇。

西药一般由一种或几种化学成分组成，不良反应容易识别，每种药物有什么不良反应它会清楚地告诉你。青霉素的药物说明书 2/3 都标明使用后可能出现的不良反应。利福平容易引起肝肾功能损害，就告诉你要定期做肝肾检查，以便对有可能出现的肝肾功能损害及时处理。

中成药不同于西药。我们在药店买一盒 OTC 标识的中药，在不良反应一栏上常常有四个字："尚不明确"。中成药是指临床反复使用、安全有效、剂型固定，并采取合理工艺制备成质量稳定、可控，经批准依法生产的成方中药制剂。中医讲究辨证论治，同症可能不同证，只看症状，不看病因，用同种中成药，就可能出现"不良反应"。

假设冬天房间里很冷，人人都知道要把暖气打开或者打开空调的热风，如果谁要是把空调的冷风打开，这个人一定是傻子。成分都是诸如黄芩一类的清热药的中药感冒药，治疗风热感冒没问题，效果很好。可是将其用于治疗冬季常见或吹空调而致的风寒感冒，无异于在冷房子里开冷气，非但无效，反而会加重。这时会显得中药"不良反应"明显。

如果把阳气耗损了，这个不良反应就不仅仅是肝肾损害的问题，而是要折寿。中医治病是用寒去治热，用热去治寒。热者寒之，前提是真正有热，你才用寒。如果没有热，你也用寒，那就错了。

现今的人们好像特别怕上火，吃点羊肉、闻点油烟，嗓子就肿痛、口舌就生疮，所以铺天盖地的泻火药应运而生。为什么容易上火呢？我们看盛夏的饭店，室内开空调温度25℃，而室外的温度35℃，在饭店的门口就会有一团隐隐的雾气，这是室外热气与室内冷气相互交争的结果。大多数人如果看一下自己的舌头，舌质是淡的，舌苔是薄白、湿漉漉的，再加上经常手脚发凉，这是体内阳气不足、寒大的表现，接触点热性的东西，热气与体内寒气就会在门户交争，人体的门户就在口唇、咽喉，所以我们一上火要么是口舌生疮，要么是咽喉肿痛。这种情况下我们再吃泻火药，无异雪上加霜，早晚把阳气折腾没了。

真心希望人们在吃泻火类药物、食物的时候，睁开自己的慧眼，看看舌头辨别一下，避免错误用药带来的不良反应。

针、灸、药分家

现代中医有一个奇怪的现象，会扎针的医生不会开药，会开药的医生不会扎针。人们一提"针灸"，就以为是扎针，其实"针"是针，"灸"是灸，二者操作方式不同，但都作用于经络，通过经络、腧穴的传导作用，来治疗全身疾病。唐代孙思邈曾说："针而不灸，灸而不针，皆非良医也。"

经络一直是中西医争论的焦点，因为现代方法检测不出来，西医认为经络是不存在的，是古人杜撰出来的。既然说中医是透过现象看本质，"经络"是什么？中医认为"经络"之于人体就像道路之于城市一样，道路通畅，物资可以运送进来，垃圾废物可以运走，道路不通畅或者严重堵塞就会使城市因不能正常运转，而出现很多问题。当人体的经络不通时，常出现疼痛的症状，即人们常说的"通则不痛，痛则不通"。古代先贤不是用现代科学手段发现的经络，那么现代人用现有的科学手段也无法证明经络的存在。后面的章节还要详细论述经络的作用和使用方法。

针刺是通过把针具（通常是毫针）按照一定角度刺入患者体内，运用提插捻转等针刺手法刺激穴位来疏通经络，使气血能够正常的循行，同时激发人体的自愈能力。事实证明，人体是有强大的自愈能力的，可惜人们容易高估身体的能力，总认为自己身体足够强壮而酗酒、熬夜、纵欲；一旦身体有些异常甚至出现一些小疾的时候，又容易低估身体的能力，马上吃药、去医院就诊，可能这时身体出现的状况恰恰是身体发出的信号，是自我调整阶段产生的正常反应。针刺就是将人体自我调整的开关打开，促进自愈，从而消除疾病。

　　"灸法"，是用艾绒在一定的穴位上，用各种不同的方法燃烧，直接或间接地施以适当温热刺激，通过经络的传导作用而达到治病和保健目的的一种方法。通过艾灸的作用，随着热度的渗透最直接的效果是增强局部新陈代谢能力，调节脏腑的功能。

　　以艾灸关元穴为例，自古以来都认为关元穴是强壮的要穴，事实的确如此（图12）。关元在脐下3寸，是小肠的募穴（募有召集、汇集的意思）。此穴是小肠的重要穴位，我们在夏天如果受寒会直接影响小肠（具体道理后面有述），小肠是人体最大的消化器官，有大量的消化酶，以帮助营养充分吸收。这些酶在特定温度下才可以发挥最大的作用，当

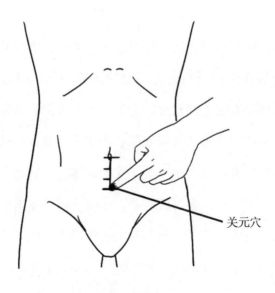

关元穴

图12　关元穴

体内有寒尤其是下焦虚冷的时候，小肠里面的温度亦下降，这时消化酶的工作能力必然下降，势必造成营养吸收和转化的质量降低。灸关元穴其实就是提高小肠的温度，赶走寒气，促进消化酶正常工作。

艾用于灸法，施灸后患者感觉温热舒畅，直达深部，经久不消，停灸多时，尚有余温，使人发生畅快之感，若体内寒大，前几次施灸时，热在表面，很难深入，要注意避免灼伤。灸法最好在医生指导下操作，因为灸法驱寒的效果甚佳，阴虚火旺（体内液体不足）之人，灸后极易口干舌燥。这又涉及辨证论治的问题了。

针、灸、药并重的道理说来十分简单，道路通畅，物资才能运送过来，同理，经络疏通，药物自然就能发挥最大效果，否则只会事倍功半。

可惜现在的中医师大多会针的不会用药，懂药的不会用针。于患者而言，适合病症的治法才能获得最佳的治疗效果，是最优治疗方案。

小结：经络畅通是人体健康的重要条件

什么是健康？我们常常把健康二字挂在嘴边，可怎样给健康下定义呢？1990 年世界卫生组织对健康的阐述是：在躯体健康、心理健康、社会适应良好和道德健康四个方面皆健全。看来要做到这四个方面全面都合格真的是挺难，况且还没有统一衡量的标准。

中国人是如何理解健康的呢？我们来看字面意思："健"，指动力，参考"天行健，君子以自强不息"；"康"指平坦、顺畅，参考"康庄大道"。如果"不健"了是指动力不行了，气血的传输出现问题了；如果"不康"了，是指堵塞不通。这就像北方冬天集中供暖时，暖气不热，原因可能有三个：一是暖气管道堵了，不通，热水过不来；二是锅炉房的师傅煤填的少，热量不够，水都没开；三是锅炉里的水太少了，没等怎么烧就干了。现在手脚冰凉的人很多，在中医看来这就是病。要么人体阳气不足，没有力量把气血送到肢端；要么经络不通，气血堵塞过不来。用经络疏理或药物调理来解决根源问题，手脚就重新温热起来。

所以在中医看来健康首先应该是作为"先天之本"的肾气充盈，保证动力正常，其次作为"后天之本"的脾对食物的吸收、转化功能正常，最后经络畅通，使气血的传输快速、有效。

当今时代人们过于功利，对健康问题也只重视结果而忽略感受，当身体不适，却检查不出毛病时又总是沾沾自喜。一旦疾病发生，又感到绝望无助，追悔莫及。我们不妨从上述三个方面找找原因。而人们对于身体的保养也总是寄托于某个方面，如听说某个保健品、某个方法如何好就作为健康拐杖，而忘记了感应自然，忽视了顺应自然。

所以经络虽好，也一定不是万能的！想获得健康就要有良好的生活方式，以减少肾气的消耗；合理的饮食（以应季食物为主）促进营养的吸收；持久的经络疏理，三管齐下。调理身体，先通过导引、刮痧、针刺等方法疏通经络，有的人气血亏虚，经络疏通后会感觉更加疲劳，这是因为经络通畅后气血代谢加快，结果身体"本钱"不足，只有先休养生息以攒够"本钱"，这时适当用点补益肾气、脾气的药，由于道路是通畅的，利于药物吸收，将会收到事半功倍的效果。通过效果让人们对中医有信心，中医自己也会自信起来。

第三章
呵护健康，人人都应学会
"经络疏理"

下牙痛按揉手上虎口处的"合谷穴"；后头痛按揉脚踝处的"昆仑穴"；心慌胸闷敲打按揉左上臂的"天泉穴"，上述三个穴位都会痛不可触，而且操作后症状会很快缓解。这种纯天然的治疗方法让人们称奇，更神奇的是你自己也可以操作，这种治疗方法所依据的就是经络原理。

揭开经络的神秘面纱

医学是神圣的，但不应该被神化，更不应该被蒙上神秘色彩。多数人们认为中医很神奇，那是因为对它不够了解。对于经络，只有有所感受，才能确信它的存在。

当今时代唯证据论，中药还可以分析其中的成分，而经络是什么经过多年研究所得出的结果还是难以服众。也许研究人员一开始就错了，我们低估了古人的智慧，或者自认为科技水平已经达到破解经络之谜的高度。如果我们换位思考，将生活场景拉回到上古时期或者春秋战国时期，就会明白古人绝不是用科学手段发现的经络，现代人当然没可能用科学方法验证它了。

"越王勾践剑"历经2400多年而不生锈，令人称奇，现代科学研究发现其表面镀了一层金属"铬"，而"铬"直到1797年才由法国化学家沃尔克提取出来。古人在春秋末期是如何提炼出铬？又是如何把它镀在剑体上的？我们实在想象不出来。也许是中国古人"敏于行，讷于言"的行事风格为我们后人留下了太多的未解之谜，其中也包括经络。

经络不神秘，原来是空间

经络其实是空间。因为是空间，就不是物质的。

我们借助祖先的智慧来认识经络，《灵枢·经脉》曰："经脉十二者，伏行分肉之间，深而不见"。经脉为什么是十二条？因为人体的重要脏腑是十二个（肝、心、脾、肺、肾、心包、胆、大肠、小肠、胃、三焦、膀胱），十二经脉是胸腹腔内的器官向外延伸到肢端的通道。

祖先告诉我们经脉在"分肉"之间，就是肌肉与肌肉、肌肉与骨骼、肌肉与肌腱，甚至肌肉与血管之间的缝隙。《庄子·庖丁解牛》里庖丁用的那把刀就是游走在这些缝隙里，因为游刃有余，所以那把刀才没有磨损，十九年都不需要磨。梁惠王因此说："吾闻先生之言，得养生焉。"

肌肉僵紧的人，会有"高血压"的倾向。血压为什么会升高？肌肉太硬时，对血管的压力会增大，而人体是智能的，为了把新鲜的血液送到远端，心脏会得到指令而加压，而这个自救的过程会让头部产生眩晕感觉。恢复肌肉的柔软，减小对局部毛细血管的压力，心脏就不必加压了，气血也会自动流到远端。

如果身体的这些空间都是畅通的，气血的损耗一定是最小的，发挥的效能一定是最高的，所以经络畅通是健康的前提。

疏通经络缓解病痛的逻辑

如果你认同经络是空间，我们可以马上联想到：经络像道路，像河道。因此，经络是气血运行的通道，输送营养，排出废物，经络还是信息传导的通道（针刺某个穴位，有的症状瞬间消失）。

经络是脏腑的延伸，它的畅通意味着气血能够正常运行，经络也像脏腑的镜子，可以反映出脏腑功能是否正常，这就是经络的作用。

"有诸内必形于外"，我们要有整体观念。脏腑和其延伸至肌表的经络本就是一体。咳嗽初起，按揉肺经的易堵塞穴位会有痛感，可以缓解咳嗽。按揉肢体穴位时，我们要想到通过刺激肢体穴位调节了内在胸腔的肺，因为内外统一，咳嗽初起，问题在肺，当然会有效果（如果是久咳累及多脏器，调理思路会复杂些）。

即使中医方法有很多，但对于身体来说，各种技法的最终结果都是让身体干净，"空间"畅通，身体内在和谐了，"疾病"状态自动消失了，这就是疏通经络、松解身体僵紧后缓解病痛的逻辑。

审微恙：发现疾病早期隐患

本书想提供给人们一个观察角度——透过现象认识中医。经络是空间，我们可以透过生活中的现象去了解它的作用。

观经络状态，审身体微恙

经络之于人体就像道路之于一个城市、国家一样，在北京、上海这样的大城市，十二经络就像二环路、三环路或者高架路，对整个中国来说，十二经络是高速公路，经络不通就像道路堵塞。2008年初的南方雪灾，南方的高速公路、铁路封闭，造成全国性人员、物资流通出现障碍，人们不知何时能返回故里与亲人团聚。往人体上推演，如果经络出现问题，势必引起体内的功能异常，进而危害健康。

经络还像网络，看看我们每天用手机通话，用传真机接收文件，用互联网聊天、看新闻、传输图片、网购、看视频的生活与工作方式吧！现代科技力量越来越多的向我们证明，即使肉眼看不到，但信息、影像、文字一样可以被传递。按揉昆仑穴，对于下午发作的后头痛可能瞬间缓解，昆仑穴在足部却能快速缓解头痛，我想这是打开了开关，让信息快速传递吧。

经络还像河道，河道畅通，河水就会灌溉下游的良田。长三角、珠三角地区自古就是经济活跃、发达地区，这与地区水系分布密集、农产丰富、船运便利有直接关系。同理，如果身体肌肉僵紧，肢体远端的气血供应一定变差。

既然经络像道路、像网络、像河道，保持经络的畅通，就可以使身体保持健康态了。通则不痛，痛则不通，探查经络的状态，可以随时判断机体是否健康，这就是自我体检审微恙。

比如，胃有潜在病情，可能胃部从未有不适感，但敲打、探查大腿中线（胃经部分）（图 13），多数人可在腹股沟中线下方 3 指宽（2 寸）（图 14）的地方有痛点，这个痛点证明胃经在此处有堵塞。如果不导引经气，我们永远也不知这个地方有反应，这种反应可以作为证据及时发现胃部的"未病"。

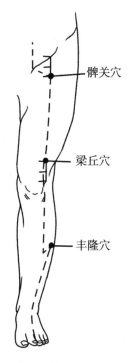

图13 胃经在下肢路线

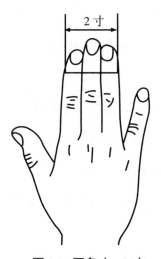

图14 同身寸：2寸

关注子午流注的时间信号，中医可以提前两年发现肺癌的苗头

在肺出现问题最早期，人们会在每天3—5点定时醒过来，然后等到5点以后才能睡着，奇怪的是几乎天天如此。这样持续一年左右，每天还是在固定时间醒来，同时伴有咳嗽不止，吐白色泡沫痰，这可能已经是肺癌早期了。此时影像检查没有实体肿物出现，还是无法确诊，给患者吃抗生素但效果不显，再等一年，咳嗽进一步加重并伴有咳血、胸痛、消瘦、头痛等症状，X线、CT检查可以看见肿物了，这时才能确定为肺癌。

为什么每天凌晨3—5点莫名醒来？因为此时气血在肺经最旺盛，肺的功能最强，发现了肺有潜在疾病，也许有小寒，也许是小热，总之是小疾，故对人体进行提示，把人唤醒了。非中医专业的朋友不知道经络的子午流注知识，故不知，而此时去医院，不懂经络的医生只能等到病成形，才能确诊，而丧失了对疾病最佳的治疗时机。

当出现莫名醒来时，疏理肺经的"鱼际穴"和"孔最穴"，会有强烈痛感，按揉这两个痛点，坚持三五天，当痛感消失时肺经气血也就通畅了，凌晨定时醒的情况亦随之消失（图15）。

掌握实用的经络知识，细心观察身体发出的信号，对身

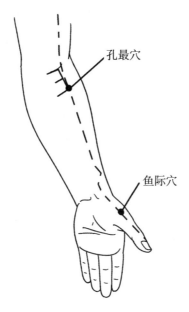

图 15 肺经易堵塞路线

体的报警重视起来，谁都可以成为上工，人人都可以成为自己健康的主宰。

如果定时醒来、定时困倦、定时疼痛的表现连续出现三天，就可以按照子午流注的时间信号来诊断，调理相应经络的易堵塞穴位，效果常常立竿见影。具体时间规律可以参看第 1 章的内容。

关注经络循行路线的信息，及时发现中风患者前期预兆

熟悉经络，按照经络循行路线来预防和调理疾病，对于非医学专业的朋友来说也是一个捷径。

明代杨继洲著的《针灸大成·治症总要》讲道："但未中风时，一两月前，或三四个月前，不时足胫上发酸重麻，良久方解，此将中风之候也。""足胫"就是胫骨，人们称作"迎面骨"，肝经在此经过，胫骨部位酸、重、麻等感觉预示着体内有肝风内动、肝阳上亢的情况，这是身体在报警，此时如果疏通肝经的易堵塞穴位，恢复肝的正常状态，就有可能防患未然，避免发生脑血管意外。

"经脉所过，主治所及。"看病痛部位在哪条经络上，按揉疏通相应经络的易堵塞穴位，效果往往超出想象，比如头痛。

有的头痛部位在侧面，常称为偏头痛，头部侧面是胆经、三焦经的路线，可以按揉三焦经、胆经的易堵塞穴位可缓解。

有的头痛部位在巅顶，这是肝经路线，可以按揉肝经的易堵塞穴位来调理。

有的头痛部位在前额，这是胃经的路线，疏通胃经是有效的。

有的头痛部位在后头，这是膀胱经路线，可能是感冒前兆，可以按揉膀胱经易堵塞穴位。

熟悉经络的循行路线，不仅可以通过疏通经络易堵塞穴位来调理疾病，更重要的是在平时主动探查经络，随时发现隐患，"审微恙"。《素问·四气调神大论》曰："是故圣人不治已病治未病，不治已乱治未乱，此之谓也。夫病已成而后药之，乱已成而后治之，譬犹渴而穿井，斗而铸锥，不亦晚乎？"

这句话真是太深刻了，口渴时再去掘井，要跟人打斗时再去铸造兵刃，的确是来不及的。国家大乱后去平变，虽然复归安定，也已元气大伤，治病也当在疾病尚未发作之时着手。

"审微恙"是将探查身体隐患的主动权交给我们自己，亲自动手与身体对话，防患未然。

一次牙痛意外悟出经络的另类作用

"审微恙"想法的形成开始于大肠经的"手三里穴"，正是这个穴位，使我对经络、穴位的作用产生了新的认识。

2007年冬天，我突然牙痛，马上想起《四总穴歌》里说的"面口合谷收"，于是自己按揉患侧的"合谷穴"，可是没有任何反应，我当时想，既然大肠经经过牙齿，而且我所疼痛的是下牙，怎么"合谷穴"没有一点反应呢？有没有可能是气血堵在了上面，于是顺着肘关节用拳头轻敲大肠经的循行路线，刚敲两下，手三里穴的位置已经疼痛难当了，而上下的穴位却没有反应。令人惊奇的是再按揉合谷穴时有了痛感，随着手三里穴和合谷穴的痛感下降，牙痛立即减轻，我又忍痛继续敲打、按揉"手三里穴"和"合谷穴"30 分钟，直至痛感消除，此时牙痛也停止了（图 16）。

这次经历对我触动太大了，是我对中医认知的转折点，也是我进一步了解中医、认识中医的起点。在大学学习针灸穴位的时候，一直以为按压穴位的准确位置后，会有胀痛、酸痛的感觉，说明穴位找得正确。而我牙痛的时候，为什么按压"合谷穴"没反应，"手三里穴"却出奇的疼痛呢？这就说明经气在"手三里穴"堵住了，不能传导至"合谷穴"，所以"合谷穴"没有反应。然而为什么"手三里穴"附近的穴位（上廉、下廉）却没有痛感呢？难道说"手三里穴"有

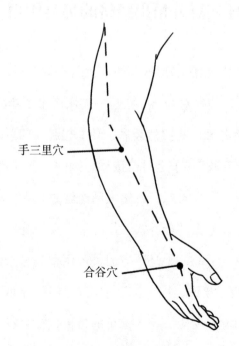

手三里穴

合谷穴

图 16　手三里与合谷穴

区别于其他穴位不同的作用吗？

于是我为身边的亲朋敲打"手三里穴"，结果发现个个都有痛感只是两侧感觉不同罢了，我还发现，经过对"手三里穴"的刺激，有的朋友肠道功能得到改善，排便变得正常。不过有的人即使没有肠道症状，但从经络"通则不痛、痛则不通"，大肠一定是出现了问题，只是还没有显现的症状而已。看来在肠道没有明显不适的时候，经络就会有反应，只是这种反应是通过穴位的异常感觉告诉我们的，但我们自己要想发现就要主动去探查，因为平时很难觉察这个穴位有强烈的痛感。

受到这件事的启发，我想其他经络是否也有这样的痛点呢？如果其他经络也有，那就具有普遍意义。这些穴位又能否告诉我们经气在经络中运行得是否顺畅呢？于是这几年在自己及亲友不适的时候，通过不断摸索、实践、整理，逐渐发现每条经络上确实都存在这样的穴位。

这些穴位多分布在肘、膝、腕、踝关节附近，一旦经络出现问题（即使在身体没有异常感觉时），就开始给我们发出信号，但它们的共同点是平时没有感觉，必须进行手法疏理、刺激、导引经气后，才会有强烈的反应。因此只要我们记住这些关键点，再学会一点导引技巧，人人都可以自己发现身体隐患。用感觉和身体对接，用经络发现身体异常，即为中医预防疾病提供了一种简单、实用的方法。

每一次讲养生课我都让听众自我敲打"手三里穴"，结果听众一下就通过自身的感受和身体互动起来，用自己的亲身体会去了解中医、感受中医，原来健康就在自己身边。

感谢那一次牙痛所带来的灵感，感谢"手三里穴"！

"审微恙"就是在经络上找"痛点"

我们应该清楚自己的身体状况，并懂得如何去保养它，当内部出现问题的时候（可能是极微小的问题），身体外部即会有现象提示。我们太忙了，没时间、没感觉、没知识，所以有时会忽视身体的善意提醒。

我们自动放弃了这种天生的感知能力，反而更多地去依赖专家的判定，相信仪器的数据而不相信自己的感觉，当然更主要的原因是不知如何去发现身体为我们提供的信息。

学中医在人们看来好像挺难，尤其是经络分了十二条，每一条又各有自己的循行路线，记起来十分不便，而且没有受过专业训练，用起来也是无所适从。本书就是要把经络中最容易疏理、最容易获得感觉的方法告诉大家。

目前很多城市，由于机动车的增加速度远超于道路的发展速度，致使许多城市出现拥堵的情况，尤其在上下班高峰期。我们仔细观察会发现，每个城市的道路上几乎在同一个地方堵车，在这个点上，每天堵车已经司空见惯。而堵塞的路口往往四通八达，车流量大，因为重要而更容易堵塞。同理，经络上也存在这样的固定堵点，在疾病形成的最早期，就是因为这个点堵塞了，气血运行不畅通，营养不能及时运送，垃圾不能顺利排出，于是脏腑功能慢慢受到影响。

在铁路上有一个探伤工种，从事探伤工作的人非常辛苦，每天从一个站走到下一个站，过去用锤、镜、钩，边走边检查铁轨的情况。现在则使用超声波检测设备，这样做的目的是随时检查铁轨的情况，一旦发现铁轨有裂纹或其他异常，就要马上更换，避免发生行车事故。探伤工种虽然艰苦却默默无闻，但对于保障旅客的出行安全却极其重要。

"审微恙"可以比作对身体情况时时地"探伤"，通过对固定路线、固定位置地探查，随时自我发现痛点（经络堵塞点），随时清除健康隐患。

痛点因何产生

痛点不取决于敲击的力度。我们对经络进行敲击只是一个动作，持续敲击，促使经气被动的动起来，导引起来的经气开始发现前方"堵车"，主动冲击此处的僵紧，在撞击过程中那些堵塞点会产生痛、酸、胀等感觉，经气越旺盛，产生的痛感越强烈，甚至难以忍受。

这些痛点的存在说明经络堵塞了，作为证据，可以证明身体目前没有处于最佳状态。当然痛感越强烈的朋友，身体也越出色。

读到上一段，您可能凌乱了。痛点的存在意味着经络堵塞，反映相对应的脏腑没在最佳状态，现在又说疼得越厉害身体越好。

我们设想一下场景：在穴位处敲击的时候，会加速局部的气血运行，气血被动的活跃起来。原来好比涓涓细流通过拥堵的区域，现在则是洪水泛滥，活跃的气血猛烈撞击易堵塞穴位，由此产生剧烈的疼痛。所以痛得越厉害说明气血越足，而酸痛则说明气血不足，当穴位以酸为主，点按时感觉心里舒服，此为气血亏虚，这种情况以老年人多见，应当请中医当面辨证诊治，口服中药补益气血。

既然敲击、探查的目的是让气活跃起来，所以敲击的时候与力度大小无关。我反对暴力按摩，身体是自己的，何必用蛮力、大力来刺激它。敲揉、疏通经络时，要时时想着唤醒、导引身体气血，恢复身体本能。

寻找经络痛点的目的是发现隐患随时体检

"通则不痛，痛则不通"，在探查到的痛点处敲揉、点按，每天坚持，3～5 天后多数人的痛感可消失，这就意味着经络畅通。

经络畅通后方能解除隐患。任何医学都承认疾病在发生或发生之前会有一个长期的过程。好比夏季沿海地区的台风，最开始只是南太平洋的一个"小气团"，一路向西北方向发展，在这个过程中裹挟各种能量，最终成为热带风暴、台风，甚至超级台风，对陆地进行破坏。

探寻经络堵点是发现"未病"的一种方法。《金匮要略》曰："上工治未病。""未病"是什么？未病不是没病，是尚未成病而处在酝酿阶段的病，是处在"小气团"这个阶段的病。这时只要保持经络顺畅，恢复脏腑功能，身体自会达到和谐的状态。当经络疏通后，如果脏腑功能出现微小异常，经络又会堵塞，比如心包经已经通畅了，可是只要起心动念，不良情绪升起，轻敲其易堵塞穴位，天泉穴马上有痛感，有的人随后打嗝、排气，体内的郁结就消散了，危害解除。

随时探查，及时发现经络痛点，动手消除隐患，是经络体检审微恙的重要作用。既然痛点是隐患，我们就要重视，不能因为按揉疏通疼痛而放弃。疼痛是暂时的，坚持按揉，局部的僵紧会松解，穴位的疼痛会消失。

疏通经络易堵塞穴位的方法和注意事项

自我通经络，只需要两步

探查、疏通经络两种手法：敲法和揉法。

1. 敲法（适用于四肢）

工具：小指掌指关节、中指指间关节、拇指指间关节（图17）。

动作要领：垂直发力，力矩3cm，敲击时腕关节要稳定。

注意：敲击的时候，根据肢体的部位选取合适的"工具"，按照动作要领，不要用力过大，但每一下都垂直发力将力度作用到肌肤下面，每一下操作都在导引气血。如此敲击5～10下，让易堵塞穴位附近的气血鼓动起来，猛烈地撞击堵塞点，痛感出现。此时就不要敲击了，应采用按揉的方

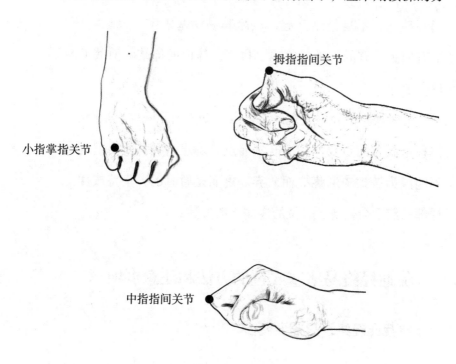

图17 敲法施术部位

法来疏通。

2.揉法（适用于四肢和手足）

工具：拇指指肚（图18）、食指指肚、掌根（图19）。

动作要领：固定一点，最小半径，旋转发力，动作和缓，逐渐深透。

注意事项：找到易堵塞穴位，开始疏通，我喜欢敲3下、揉10圈，敲揉结合。

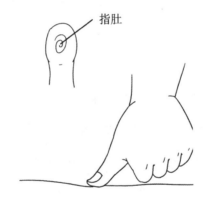

指肚

图18　拇指揉法

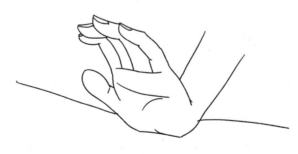

图19　掌根揉法

很多朋友因为初次操作，动作紧张而很快产生疲劳，手累了，就休息放松，不要过劳。

按揉易堵塞穴位，出痧红肿不是坏事

第一次探查、疏理自己的经络要有心理准备，有的堵点用掌指关节轻敲几下就有钻心的疼痛（肝经、心包经等），按揉后局部皮肤还可能红肿青紫、出痧或影响运动，这些都是经气撞击堵点后，将体内的"垃圾"清出体外的表现，这是身体的本能反应，不用担心，如果还有疼痛可以继续轻轻按揉。

还有的网友反馈：怎么探查每一处都疼啊？是不是身体糟透了？身体被我们使用数十年，从来没有用心保养，脏腑功能不在最佳状态是很正常的，但经络的拥堵不是说明脏腑功能很差，坚持疏理经络，一段时间后痛感就会消失。

与身体对话，要放下目的和企图心，默默接受身体的反应，静静等待它的变化。

整条经络按摩耗气血

我不赞同整条经络的按摩、疏理。这样会无谓消耗气血，极易疲劳。就像一条道路有十个路口，只有一个路口堵车，我们只派交警去那里疏导，其他不拥堵的路口没必要派人去，无谓消耗人力、物力、财力。

　　曾经一位老阿姨找我看病，我的理念是，道路通畅了，药物进入体内会发挥更大的效能。而且患者自我疏通堵塞穴位，还很有成就感。所以给她开了两张处方，一张药方，还有一张经络处方，嘱咐她回去自己疏理经络。教她找穴位的时候，这位阿姨都会，让我很惊讶，她告诉我，平时习惯研究穴位，并且每天早晨在公园的时候会拍打经络一小时。

　　我马上问她，上午9—11点困倦吗？

　　她说：困啊！

　　我问：为什么困，您想过吗？

　　她说：因为起得早呗！

　　我将我的理解说给她听：因为气血白白消耗了，所以身体的本能要利用睡觉来养气血，这是困倦时身体发出的提醒。

　　这位阿姨惊呆了，一直以为坚持每天拍打经络是为了身体好，竟然会伤到气血，她感到非常困惑。我说，您可以做一个试验，连续一周早晨不去公园拍打经络，看一周后的身体变化。结果第五天，这位阿姨上午就不困倦了。

　　经常去美容院、养生馆保养身体的女士可能也有同感，接受经络按摩、精油开背后，在美容床上就睡着了。也许我们只是简单地理解为按摩经络促进了睡眠，殊不知，这是折腾之后，气血被消耗后的身体本能。

　　所以，不要整条经络的疏理，认真按揉易堵塞穴位，剩下的交给身体自主运行。

自我疏理经络的注意事项

1. 每次每个易堵塞穴位疏理（敲揉、按揉）2~3分钟，每日2~3次

疏理经络不要刻意，也不是时间越长越好，利用碎片化时间，温柔地与身体对话，身体自会加倍运转。比如上午在易堵塞穴位处敲揉2~3分钟，下午再探查时会发现痛感明显减轻，是人力所为吗？不是。我们只是调动了一下经气，剩下的都是机体自动运行。相信身体的本能，不要胡乱折腾。

2. 先疏通上面的易堵塞穴位

按揉疏通经络时，先按揉上面的易堵塞穴位，再按揉下面的易堵塞穴位。不用拘泥于经络精确的循行路线，按揉上面的易堵塞穴位后，下面的穴位感觉才是真实的，比如肺经的鱼际穴、肝经的太冲穴，如果按揉不痛时要疏通上面堵点，再点揉可能就痛了。

3. 晚上9点之后不适合探查疏理经络

夜间，自然的状态是阴气上升，阳气下降，以静为主。晚上过多探查经络，气血会活跃，有的朋友会相当精神，无法入眠。很多朋友不明了顺应自然的道理，晚上敲击经络、夜跑、晚间跳广场舞，这都是害生的行为，打着对身体好的

旗号，白白消耗气血。

4.经络以通为顺，疏理经络易堵塞穴位无关补泻

好比堵塞的路口，交警过来帮助疏导交通，路口车流顺畅后，左转的车左转，直行的车直行，右转的车右转，与交通疏导者没有任何关系。疏理经络易堵塞穴位，待经络通畅后，让气血顺畅地运行，一切都交给身体的本能，所以疏理经络易堵塞穴位无关补泻。

5.每日探查、疏理不要超过三条经络

根据经验，每日探查、疏理不要超过三条经络。经络长期堵塞，气血运行相对缓慢，流量相对较小，一旦堵塞穴位疏通，气血就会主动工作起来。如果疏理经络过多，气血流动加速，身体的本钱（气血）又不足，脏腑会有缺气血的表现，需要通过睡觉的方式充养气血，表现为倦怠乏力，不明此理的人会误以为是经络疏理造成的，因为担心而放弃对其他经络的疏理。

有的朋友在经络疏理之后口渴，也是气血活跃后的正常反应，补充温水即可。每周探查疏理三条经络，坚持一个月，多数朋友的经络会畅通，身体也会有变化。

6.女性经期不主张疏理（痛经除外）

遵循身体的节律，建议女性朋友在生理期的时候暂缓经络疏理。所以女同胞如果将十二经络疏通，至少需要五周的时间。当然经期疼痛，说明脏腑功能失常，需要及时调理，

因此正在痛经的朋友要马上按揉疏通肝经、脾经、肾经的易堵塞穴位，也许还会有意外收获。

注意：孕妇慎用、血小板低下者禁用。

养生从"审微恙"开始

当今时代，人们把养护身体健康称为"养生"，但许多人怕麻烦或者觉得自己不够专业，总想把自己的身体托付给别人或一招两式，这怎么可能呢？我们是越来越有知识，同时却越来越缺少智慧，因为我们忘记了用心感应自然、用身顺应自然，所以一年四季按照一个节奏生活、饮食、起居、工作。

世界卫生组织调查表明，影响人的健康和寿命的因素中，生活方式（错误的生活方式和不良行为）占60%，环境因素次之，占17%，遗传因素占15%，医疗服务条件只占8%，这说明全人类集中了一流的医学人才、设备，花了100%精力建立的医疗服务，对保障人类健康只起到8%的作用。在前面的章节里我说过，身体健康需要先天元气的充足、后天之气的营养及经络通畅的条件作为保障。顺应自然的饮食、生活习惯，保持自然顺畅、平和的情绪才能使脏腑不受损伤。

现在稀奇古怪的疾病越来越多，很多疾病（如"三高症"）

被我们冠以"富贵病"之名，从"富贵病"这个名称上看，和我们的生活方式、受压抑的情绪有关。我们从来都是看到疾病本身的结果，却很少反思造成疾病的根源，有时候改变了错误的生活方式、释放了压抑的心情，一些疾病会不治自愈！

例如唐代有一个人头痛，求孙思邈诊治，孙真人经过诊查，判断这人并没有病，到患者的居所一看，一条壁缝正对他睡觉时的头部，在睡觉时头部受风所以产生头痛，把床位移动，避开裂缝不久那个人头就不痛了，如此看来起居对一个人的健康十分重要！

养生之道：顺应自然

顺应自然的饮食、生活习惯，其实很简单。《庄子·庖丁解牛》中文惠君曰："善哉，吾闻庖丁之言，得养生焉。"有些人找我调理时常说：我信中医。我也常回答：你应该信自然。

太阳从东方升起，白天开始，我们起床工作；太阳从西方落下，黑夜降临，我们睡觉休息；在饮食上大家应该遵照孔子的教诲："不时不食"。对于中原人来说：春天到了，我们吃嫩芽、少吃水果、少吃肉，你就顺应了春天生发的气机；夏天到了，我们远离寒凉，尽情运动，你就拥抱了夏天的火热；秋季来临，我们多吃肉类、水果为严冬贮存防寒的能量；冬季到来，我们吃储存好的蔬果、肉类，注意保暖，你又为新春积攒了力量。一年四季我们常吃五谷，借助种子的力量保持精力的旺盛，使减少的消耗最小。这才是保养身体最好的方法。

大道至简，说起来容易做起来难。可是比这更难的是调控情绪。生活上、工作中，"怒、恨、怨、恼、烦"五种负面情绪时刻"陪伴"着我们。"怒、恨、怨、恼、烦"依次对应着"肝、心、脾、肺、肾"五脏，也就是说怒伤肝、恨伤心、怨伤脾、恼伤肺、烦伤肾。

我们太关心有形的疾病，而容易忽略不良情绪对身体的伤害。古人云：良言一句三冬暖，恶语伤人六月寒。中医认为这种不良情绪背后的能量是十分巨大的。我们应该追求佛家所说的"放下"、道家所讲的"活在当下"的境界，保持良好心态，克服不良情绪对身体的破坏。

经络疏理：掌控健康操之在我

作为社会人，我们不能不为生计问题奔波，繁重的工作、快节奏的生活势必会影响我们的健康。既然危害健康的因素是无法避免的，我们只好从预防疾病入手。"审微恙"，探查经络不失为一种呵护健康的好方法，前文所述，脏腑有任何的风吹草动，经络上都会有反应。这些反应多为经络的堵塞，我们把堵塞点疏通，经络顺畅了，脏腑的隐患就消失了，而且审微恙不费时、不费力、不打扰别人。

张仲景在《黄帝内经》的基础上继承并发展了"治未病"学说，并将这一学术思想贯穿于《伤寒杂病论》始终。"治未病"中"未病"二字，应理解为"病将作"，或"将病"方为确切。这个时候去治它，会轻而易举。当你发现下雨的征兆你就可能避免淋雨，人体也是如此，忽视身体感受，等到它成形，成为器质性病变，这就是已病。

"审微恙"，不就是我们苦苦找寻的"发现未病"的方法吗？我在给朋友们调理身体、审微恙的时候，朋友们经常会说："大夫，你怎么敲哪里，哪里就疼得不得了啊？"不是你身体哪都疼，而是我知道关键点在哪里，当然直奔主题了。经过长期实践体会，我发现这种审微恙的方法经过短时间的学习，人人皆可掌握、人人皆可操作、人人皆可受益！

我们探查到的反应点其实就是"报警器"，身体不会无来由的痛，只有经络不通时才产生疼痛。造成经络不通的原因可能是病邪的侵袭，也可能是脏腑功能的异常。这样我们在养生的过程中就真正做到有的放矢。"通则不痛，痛则不通"。经络上的这些关键点好比电路上的开关，一旦它们的功能恢复，经络就畅通了。范仲淹说："政通人和，百废俱兴。"同理，经络通畅，气血的运行顺畅，从而达到无为而治的智能状态，身体的某些不适也就消失了。

在我周围，有些朋友接触了"审微恙"后，逐渐对经络产生了兴趣，进而对中医亦产生了浓厚的兴趣。在探查自己及家人身体经络的过程中，越来越有心得体会。从调理自己身体入手，慢慢指导身边的人查经络、审微恙，于是他们被身边的朋友亲切地称为"某某大夫"，他们用实践证明，即使没有受过专业训练，也可以成为自己身体的"上工"！

第四章

每天一小时，轻松作体检

人们对于中医敬而远之的主要原因，是我们心中存在"中医专业性太强"的固有印象，总觉得维护身体健康是医生的事，直接把健康寄希望于医生。为了能更好地了解身体状况，更好地呵护自己的健康，掌握经络知识是迅速入门中医的捷径。呵护健康原来如此简单！

我们在前面讲过，当身体出现异常或者有隐患的时候，身体就会发出信号，尤其在经络上会有明显的反应。但具体感受还是需要大家在了解本书十二经络探查方法后，疏理相应经络时自己体会。

我认为中医治疗具有简单、实用的特点，即使是较为复杂的十二条正经的经络知识，也可以被简化为十二段（足阳经皆为从头到脚，路线很长，非专业人士确实难以全面掌握），每条经络你只需要记住一段路线，而不用强记每个穴位的名称和位置。我们在探查经络时，有痛感的位置就是经络阻滞的地方，在此进行疏理就可以了。当然这些穴位所产生的感觉都是经过笔者大量实践后总结出来的。

同时，我们还要相信身体是智慧的，人体有强大的自我修复和抵抗外邪的能力。审微恙可以发现隐患，疏理痛点也可以帮助调治疾病。

下面我们就一起感受每条经络的神奇功效，在实践中体会古人的智慧，将健康掌控在自己的手中吧！

肺经自我疏理

肺经循行路线

手太阴肺经（图20）主要分布在上肢前面外侧缘：①起始于中焦，向下联络大肠，再返回沿胃上口；②穿过横膈，入属于肺；③从肺系（气管喉咙部）向外横行至腋窝下；④沿上臂内侧下行，循行于手少阴与手厥阴经之前；⑤下至肘中，沿着前臂内侧桡骨尺侧缘下行；⑥经寸口动脉搏动处，行至大鱼际，沿其边际桡侧缘循行直达大指末端。

肺经的循行路线包括两部分，一是路线③④⑤⑥，起于中府穴止于少商穴的有形穴位的路线，大部分路线沿着上肢掌面外侧循行。路线①②是在胸腹腔内，没有具体穴位，"起于中焦、下络大肠，还循胃口，上膈属肺"。

从胸腹腔的走行路线①看，"起于中焦"说明肺气靠后天脾胃之气的滋养，体现土生金之意，所以补益肺气也可以从

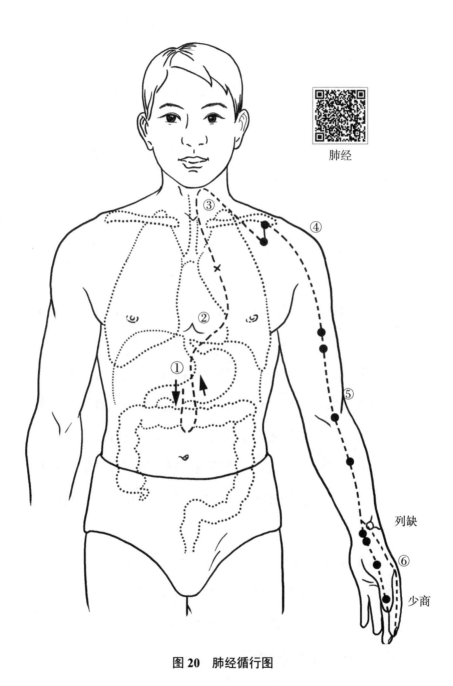

肺经

列缺

少商

图20　肺经循行图

补脾入手；"下络大肠"，说明肺与大肠相表里，肺与大肠的联系是通过这段经络实现的。

《思考中医》中记载广西已故名士李阳波先生曾治疗一例血气胸的患者，患者经过一周的保守治疗，病情不见缓解，仍高热不退，呼吸困难，左肺压缩 2/3。在这种情况下，需要手术治疗。但患者本人及家属并不愿放弃保守治疗的希望，而求治于李阳波。李老师诊后，认为这是阳明病，属阳明不降所致，只要设法恢复阳明之降，血气胸的问题就可以解决。于是予玉竹 120g，陈皮 120g，白芷 120g，大枣 120g，共四味药。服药以后患者出现大量腹泻，自觉症状迅速缓解。第四天，体温恢复正常。治疗一周，血气全部吸收，左肺复原。李老师用大量的陈皮、白芷、玉竹、大枣治疗血气胸，服药以后出现大量泻下，泻后胸腔的血气很快吸收。通过腹泻，使胸腔的血气没有了，让人觉得很奇怪。是胸腔的血气通过一个突然开放的通道直接转移到大肠里去了呢？还是被血液直接吸收了？为什么肠炎的拉肚子起不到这个作用？

其实这就是血气通过肺与大肠相表里的经络通道直接转送到大肠，然后排泄出去，这个路径就是经络在体内的暗道。通过这个病例反思一下，也许对经络体内循行部分的研究比单纯研究有形穴位的部分更有意义。

探查部位、手法及感受

"尺泽穴"位于肘部，取穴时仰掌（掌心向上）微曲肘，在肘窝中央有一粗肌腱，肌腱的外侧即是此穴。用拇指在肌腱外侧缘点揉时，逐渐增加力度，很多人有僵紧疼痛的感觉。有人发现尺泽穴的上下也有僵紧，应该坚持按揉松解，我们要时刻想到通则不痛、痛则不通。肢体在关节、骨骼、肌肉间的痛点和僵紧是经络堵塞的标志，都要疏通。

探查"孔最穴"时，掌心向上，前臂放平，另一手握拳用小指掌指关节由肘至腕，沿前臂掌面拇指一线垂直发力敲击3～5遍，肺脏功能有小恙的人在"尺泽穴"下二寸的"孔最穴"有明显痛感，痛点就在肘下3指宽。此处痛点可以采用按揉或点揉的手法进行疏通，当痛感消失后，意味着肺经在此处是畅通的。

特别说明：在中国传统典籍的记载中（包括国家标准针灸图谱）"孔最穴"在"尺泽穴"与"太渊穴"的连线上，在肘下5寸的位置处。20世纪日本著名针灸大师泽田健，对一些重点穴位的定位不拘于古人，其中"孔最穴"的位置被定位在肘下2寸的位置上。在实践中我发现，几乎人人在肘下2寸都有痛点。所以遵从泽田先生的定位方法，姑且将肺经肘下2寸的位置命名为"孔最穴"。如果有咳喘等症状，肘下 2 寸的痛感不明显，可以再试着探查肘下五寸的"孔最穴"。

　　按揉"鱼际穴"时，拇指要点在第 1 掌骨与肌肉之间的缝隙中，当肺有疾时此处会有明显痛感，不过有人开始时这个位置痛感不重，当把"尺泽穴""孔最穴"疏通之后，感觉才会出现。这也说明当经气在上面阻滞后，经气的传导受到影响，远端的"鱼际穴"没有气（图 21，表 2）。

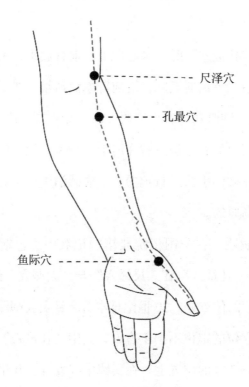

尺泽穴

孔最穴

鱼际穴

图 21　肺经易堵塞穴位

表 2　肺经探查路线、穴位及位置

探查路线	穴　位	位　　置
肺经肘窝路线	尺泽穴	手臂掌面，肘横纹中间肌腱的外侧缘
肺经前臂路线	孔最穴	前臂掌面拇指一线，肘横纹下 2 寸（3 指宽）
肺经大鱼际部分	鱼际穴	第 1 掌骨中点赤白肉际处

主要调理疾病

呼吸系统疾病，感冒，咳嗽，咽痛，肩背痛，凌晨 3—5 点规律醒来等。

实践经验分享

1. 急性咽痛、遗尿、腰痛调尺泽

"急性咽痛"发作时，如果是针灸科医生，可能会采用"少商穴"放血的方法来治疗，自己在家里可以按揉尺泽穴来帮忙。如果按揉尺泽穴很疼，也可以在此处刮痧。

某年秋天的午后，我可能是中午被风吹了，嗓子干痛，吞咽时感到难受，按揉尺泽穴很疼，因为晚上约了饭局，为了快点好，我拿出刮痧板在尺泽穴刮痧。轻轻刮拭（力度以不疼为度）几下，痧就出来了，然后在尺泽穴往下刮拭至肘下二寸的"孔最穴"，这个路线很快出了鲜红的痧，双侧都刮出了痧，用时 10 分钟，嗓子就舒服了。

在"五输穴"中，"尺泽穴"是肺经的合穴，五行属性属水，而肺经属金，按照五行的相生关系，金生水，肾属水，因此金经的"水穴"就有补肾的作用。刺激此穴可以通过降肺气来补肾，对于小儿尿床、老人肾虚腰痛（隐隐作痛）、咳嗽遗尿，都可以选"尺泽穴"来调理。

2.疏理肺经防隐患

"肘下两寸"位置的发现，源于一个朋友，男，36岁，当时他已咳嗽半年，我们见面之前他在几家大医院做了全面检查，结果一无所获，用了一些药物治疗，咳嗽照旧。我的第一反应是这人的肺一定有问题，既然咳嗽持续半年，而且检查未发现实体病变，说明疾病还是在气的层面，于是我问他：在咳嗽出现之前一年时间里，是否每天凌晨3—5点会醒，然后5点以后才能再睡过去。当时这个人就惊呆了，说确实如此。

当我按揉他的"鱼际穴"，左手的鱼际穴痛感明显，但右手的感觉不明显，于是我从肘关节沿着肺经的路线向手腕部轻敲探查，结果刚敲两下，他就大呼疼痛，位置恰好在肘下2寸的位置，不上不下，于是我在此处敲、点、按揉，5分钟后此处的痛感开始减轻。然后再按揉鱼际穴时，痛感出现了，看来当上面的经络阻滞被清除后，经气开始撞击鱼际穴了，必然出现痛感。我为这个朋友疏理20分钟后，两侧肺经的痛感有明显减轻。于是我对他说：明早咳嗽就会减轻，之后坚持自我疏理肺经一周，症状就会消失。第二天一早他就兴奋的打电话过来，说咳嗽明显减轻啦。我又叮嘱他千万要坚持，一周后此君不仅咳嗽的现象消失，而且可以一觉睡到天亮。

当时我只告诉他这是肺经有点小恙，并未告知这种现象可能是肺癌早期，一是影像学检查未发现异常，既然没有确诊，告诉他也不会相信；二是怕吓到他，增添无谓的心理负担，反正症状消失了，就算是让他上了一堂印象深刻的经络课吧。

探查、疏通肺经的易堵塞穴位

敲击、按揉孔最穴、尺泽穴、鱼际穴，在疼痛的穴位处按揉，每次按揉2～3分钟，每天按揉2～3次，坚持1周，痛感会消失。

闲聊肺脏养生

肺为娇脏，不耐寒热。《难经·四十九难》曰："形寒饮冷则伤肺。"受寒、饮冷水都可以使肺脏受损，夏天喝冷饮、吹空调极易使身体受寒，避寒是保护肺脏的最好方法。有的人在运动之后大汗淋漓，常常直接饮冰水或者对着空调一阵猛吹，看似过瘾实则后患无穷。

肺主皮毛，皮肤是人体最大的排泄器官，夏季，毛孔开阖，一杯香茗、一盅靓汤、一碗热粥，都可以促进汗液的排出，出汗不仅可以带走热量、降低体温还可以排出皮下的代谢产物（垃圾），也就是古人所说的"使气得泄"。

当我们处在低温的环境中，毛孔会自动闭合，身体无法散热同时皮下的代谢产物不能从皮肤直接排出体外，那么这些代谢垃圾只能入血，通过肺循环、主动脉循环，经过肝脏解毒、肾脏的过滤在体内周游行走一遍。这些垃圾完全可以通过皮肤通道的一个环节排出，却要让内脏做额外的工作，这是对身体的伤害。所以夏天时别讨厌太阳，吸收些热能，适量的运动让身体微微出汗，体会出汗后的凉爽。

现在越来越多的人出现奇怪的皮肤问题，究其根源与肺脏受损有关，坚持疏理肺经，可以将疾病消灭在萌芽状态，当然克服不良生活方式才是最重要的。

《素问·金匮真言论》曰："西风生于秋，病在肺，俞在肩背。"意思是说，肺与天地相联系沟通的通道在肩背。这个部位包括肩胛骨及与肩胛骨相平行的脊柱两侧区域。肩背外上方有肩胛骨保护，问题不大，肩胛骨内侧是薄弱区域，邪气（寒气）可以通过这里直接损伤肺脏，所以注意这个区域的保暖是防止肺脏受伤害的好方法。很多女孩初春、深秋穿露背装，致使门户大开，方便风邪长驱直入，因此这样的女孩极易感冒或者长期不感冒（已经没有感冒的力气了）。所以说健康受损，很多时候是错误的生活方式所致。

大肠经自我疏理

大肠经循行路线

手阳明大肠经（图22）主要分布在上肢背面外侧缘及颈部、口唇部：①从食指末端起始，沿食指桡侧缘，出第一、二掌骨间；②进入腕后两筋之间，沿前臂外侧；③进入肘外侧，经上臂外侧前缘上行到肩部；④上肩，出肩峰部前缘，向上循行至背部，与诸阳经交会于颈部大椎穴；⑤下入缺盆；⑥络于肺，通过横膈，进入大肠；⑦从锁骨上窝上行颈旁，通过面颊，进入下牙，还出口唇，交会人中——左边的向右，右边的向左，上夹鼻孔旁，接足阳明胃经；⑧此外大肠与足阳明胃经的上巨虚脉气相通。

大肠的循行路线①②③④⑦从商阳至迎香穴是有形穴位路线，⑤⑥则是暗行于胸腹腔。根据大肠经的循行路线我们还可以看出，刺激合谷穴可以治疗同侧下牙痛的道理。

大肠与肺是表里的关系，感冒发热时人们常有便秘情况出现，道理就在于此。让我深有体会的是2008年夏天的一个晚上，睡前推腹，推了后在自己右下腹脐旁4寸的"大横穴"附近，也就是升结肠的位置，推出一个包块，随着手的动作，出现了咕噜、咕噜的水声，继而有哗哗的水声，于是我就在此用力推揉，大概10分钟的样子，突然全身大汗淋漓，这时手下的包块随之消失了，心情瞬间舒畅。我突然想

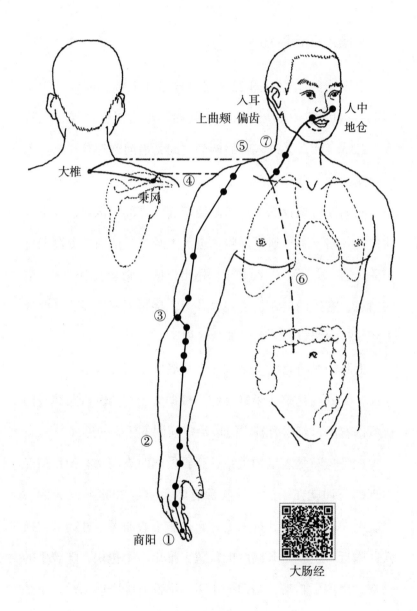

人耳
上曲颊　偏齿
人中
地仓
⑤　⑦
大椎
④
秉风
③
②
商阳①
大肠经

图 22　大肠经循行图

起，晚上吃了几块西瓜，一定是肠道没有充分吸收而存留在体内，经过推揉，大肠里的水通过与肺相连的通道，从皮肤排泄了出去。

探查部位、手法及感受

"曲池穴"在肘横纹外侧端，屈肘，在肘横纹外端，点按时刚好在骨头（肱骨外上髁）边缘，多数人初次按揉会有痛感。由于肘关节是大关节，结构复杂，曲池穴容易堵塞，要经常探查疏通。曲池穴是大肠经的重要穴位，不仅可以调理肠道疾病，对于瘰疬（甲状腺问题）、荨麻疹（皮肤问题）、发热、高血压、癫狂、扁桃体炎等病痛的治疗也是常用穴。

实践中发现肘关节上3寸的"手五里穴"也是大肠经的堵塞点。探查手五里穴时，保持虎口向上，前臂微屈的姿态，在曲池穴向上4指宽的水平线与肱骨内侧缘交汇处敲击，在肱骨和肱二头肌之间的缝隙里，痛不可忍。这是肱二头肌与肱骨之间的粘连，可以用点揉的方法来松解这里的僵紧。

前臂立起，肘关节微屈，虎口向上，另一手握拳用小指掌指关节从肘至腕轻敲3～5遍，导引气血流动起来，有大肠隐患的人在曲池穴下2寸（3指宽）的"手三里穴"会有强烈的痛点，有些人经过按揉后还会出痧。连续疏理几天痛感可消失，经络顺畅。

　　"合谷穴"在第 2 掌骨桡侧中点，肌肉与骨头之间。拇指按揉"合谷穴"时一定要按在这个缝隙里，逐渐发力点揉，多数人有胀痛的感觉，如果有肠道问题但痛感不明显可先疏通"手三里穴"后再按揉此穴，感觉亦会出现，一般连续按揉 3 天，痛感可消失，表明经络已疏通（图 23，表 3）。

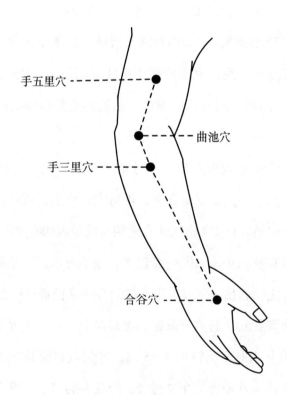

图 23　大肠经易堵塞穴位

表3　大肠经探查路线、穴位及位置

探查路线	穴 位	位 置
大肠经肘关节	曲池穴	屈肘，肘横纹外侧端
大肠经上臂外侧	手五里穴	屈肘，在曲池穴与肩髃穴的连线上，曲池穴上3寸（4指宽）处
大肠经前臂路线	手三里穴	肘关节横纹下2寸（3指宽）
大肠经第2掌骨	合谷穴	一手的拇指指骨关节横纹，放在另一手拇、食指之间的指蹼缘上，在拇指尖下

主要调理疾病

便秘，腹泻，小腹胀满，下牙痛，胃肠型感冒等。

实践经验分享

1. 调理牙痛要分清上、下牙

经脉所过主治所及，这是身体出现问题时最简捷的调理思路。即使没有医学基础，看病痛在哪条经络上，就可以在等待就医的同时自己按揉这条经络的易堵塞穴位，对于缓解病情是有帮助的。

看到上段文字的朋友，如果再遇到身边亲友牙痛，不要只想到合谷穴，应该询问是上牙疼痛还是下牙疼痛。大肠经入"下齿中"，下牙疼痛的时候按揉同侧大肠经的手五里穴、手三里穴、合谷穴，当易堵塞穴位的痛感位置下降的时候，牙痛会缓解；同理，上牙疼痛的时候要先疏通同侧胃经的易堵塞穴位。

需要提醒的是，调理胃经、大肠经的易堵塞穴位缓解牙痛时要注意条件，牙齿有实质性病变（比如露牙神经）的疼痛，效果不理想，需要看牙医。如果是老年人的牙痛，可以同时配合心包经或者肾经的易堵塞穴位。

2. 调肠道不能忽视"手三里"

在第 3 章里详细介绍了"审微恙"思想的灵感就是来自对大肠经"手三里穴"的疏理，通过这个穴位改变了我原来认为经穴只能治病的认知，意识到通过对其的手法操作可探查身体有无微恙，运用经络理论还可以起到预防疾病的作用。

"手三里穴"调理肠道功能起效也是很迅速的。2008 年夏天我去广州出差，当地一位朋友和我聊得很晚才回家，第二天 7 点多就来酒店接我，一脸倦容，原来他回去冲完澡后还没完全擦干就吹空调了，又嫌不解渴，吃了两块冰镇西瓜，结果从凌晨 3 点多钟一直到早 6 点钟，去了 5 趟厕所，现在还有点低热。这是肠道受寒所致的腹泻。我们驱车去外地的路上我为他按揉疏理"手三里穴"，先右边再左边，他强忍疼痛，疏理右侧 10 分钟，手三里处已经出痧了，再探查左侧，也是同样的情况。他突然全身微汗，再摸额头体温已经下来了，肚子也不痛了，这时我们还没上广深高速呢。经络的神奇，让他吃惊不已。

探查、疏通大肠经的易堵塞穴位

敲击、按揉手五里穴、曲池穴、手三里穴、合谷穴，在疼痛的穴位处按揉，每次按揉2～3分钟，每天按揉2～3次，坚持1周，痛感会消失。

闲聊大肠养生

《素问·灵兰秘典论》曰："大肠者，传导之官，变化出焉。"大肠司传化运输和暂时贮存五谷糟粕浊气，使之变化为有形的粪便，排出体外。如果大肠传导功能正常，小肠消化吸收后的残渣在大肠停留发酵的时间、温度适宜，于是"化腐朽为神奇"，产生肾精。大肠属金，肾属水，这是金生水的道理。因此，保持肠道顺畅可以促进肾精的产生，对身体大有益处，人们应该养成晨起卯时排便的好习惯。

如果大肠传导功能失司，则糟粕在体内存放过久，发酵过度，会使肠道环境恶劣，有害菌群多于有益菌群，不仅不能产生精华物质，反而会产生大量有害物质，对机体产生伤害。所以民间有"若得长寿，肠中常清"之说法。大肠还主津液吸收，大肠生病，津液吸收失调，或为腹泻，或为便秘。

睡前摩腹是调理肠道的简便方法，摩腹时平卧，以肚脐为中心，用右手手掌在腹部顺时针旋转 81 圈，再逆时针旋转 81 圈。动作要领：速度缓慢、力度轻柔，手掌与皮肤轻轻接触，摩腹后，肚皮微微出汗，效果最佳，对于腹泻、便秘有很好的调理作用。

胃经自我疏理

胃经循行路线

足阳明胃经（图 24）是人体前面从头至足的经络，主要分布在头面、胸腹第 2 侧线及下肢外侧前缘。具体分布：①从鼻旁开始；②上行交会鼻根中；③向下沿鼻外侧进入上齿，回出环绕口唇，向下交会于颏唇沟；④沿下颌出面动脉部（大迎），再沿下颌角，上耳前，经颧弓上，沿发际，至额颅中部；⑤从大迎前向下，经颈动脉部，沿喉咙下行；⑥进入锁骨上窝（缺盆）；⑦通过膈肌，进入胃，络于脾；⑧从缺盆向下，经乳中，直下夹脐两旁，进入气街（腹股沟动脉部气冲穴）；⑨从胃口向下，沿腹内下行；⑩至气冲部与直行经脉会合，由此下行经髋关节前到大腿股四头肌隆起处，下行至膝膑中；⑪沿胫骨外侧端下行，经足背，进入中趾内侧趾缝，出第 2 趾外末端；⑫从膝下 3 寸处（足三里）分出，向下进入中趾外侧趾缝，出中趾末端；⑬从足背部分出，进大趾趾缝，出大趾末端，接足太阴脾经。

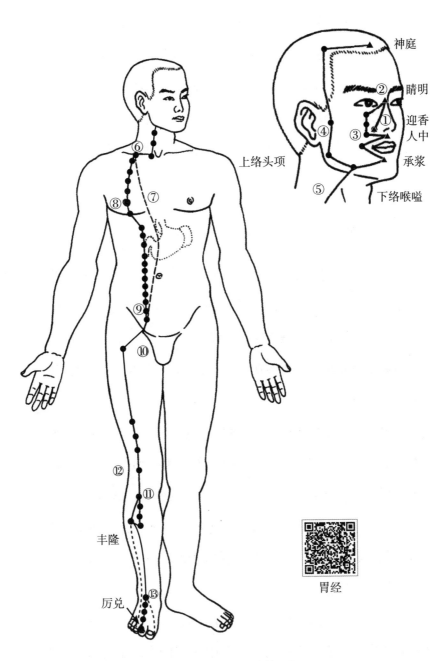

神庭

② 睛明

① 迎香
③ 人中

④

上络头项

⑤

下络喉嗌

⑥

⑧ ⑦

⑨

⑩

⑫

⑪

丰隆

厉兑 ⑬

承浆

胃经

图 24 胃经循行图

胃经的循行路线是在我们身体的正面，从头上一直到脚下，所以当正面受到邪气的侵袭时会先伤害到胃。根据经脉所过主治所及的道理，面部胃经经过的路线所产生的一些问题常可以通过调理下肢胃经的穴位来解决。循行路线⑦⑨途经体内胸腹腔，描述了脾胃相联系的路线，所以调理胃病时一般要脾胃同调。

探查部位、手法及感受

"颊车穴"容易找到，咬紧一侧牙关，将食指放在下颌角前上方隆起的肌肉上，定位后松开牙关在此处轻轻点揉，会有痛感。"颊车穴"是胃经、胆经、三焦经的交汇处，是气血向颜面上部运行的重要节点，如果想养颜祛斑首先要保持颊车穴的通畅。

"缺盆穴"更重要，它在锁骨中点上窝。将食指放在缺盆穴上，轻轻点按此处，如果紧、硬、疼，要坚持点按疏通，坚持几天缺盆穴会松解。按照经络的分布，缺盆穴是胃经、大肠经、膀胱经、胆经、三焦经、小肠经的交汇处，所以轻轻点按缺盆穴，对六条经络都有微刺激，间接调节了这六个脏腑。

"髀关穴"是下肢与躯体相连接的重要节点，正坐位，双脚放平，由腿根至膝盖在大腿中线上依次敲击，3～5 遍后，在腹股沟中点下面 3 指宽的地方或者髌骨上 3 指宽处有明显痛感。腹股沟中点下 3 指宽是髀关穴，髌骨上 3 指宽是梁丘穴。

"髀关穴"和"梁丘穴"不一定同时痛，在胃有隐患的时候其中一个会有痛点，以髀关穴居多。两个穴位都痛少见，如果都痛就分别按揉疏通。

注：少数时候，髀关穴不痛，在大腿中段可能有痛点，按照"通则不痛，痛则不通"的原理，不用拘泥于具体穴位，在痛处疏通即可。

"足三里穴"在外膝眼下 3 寸（四指宽），胫骨前嵴外一横指处。这是标准经络图的定位，自我探查足三里时可以分三步。第一步确定外膝眼，第二步在外膝眼下四指宽处确定横截面，第三步点按横截面的骨头外缘。对于患有胃病的人，按揉"足三里穴"常有酸痛的感觉，要坚持按揉。

在"审微恙"理念形成的过程中，我对胃经反应点的寻找，首先想到的是"足三里穴"，因为它太常用到了。但有时按照标准定位来寻找时并没有明显酸痛感觉，所以不确定此穴是否是易堵塞穴位。这个问题困扰了我好久，直到发现"髀关穴"或"梁丘穴"痛点的存在，我方才醒悟，和道路堵车一样，顺着车流方向前方的道路是空旷无物的，因为车辆都被堵在上面了，所以当经气被堵在大腿部时，膝盖下方的"足三里穴"自然反应不明显了。只有把上面疏通了，"足三里穴"才可能有感觉。

肝经的"太冲穴"也是这样，明明有肝火旺、易急躁发火，按常理太冲穴会很痛，但是没感觉，这是经气被堵在膝盖上方的"阴包穴"穴了，讲到肝经时再详细介绍。

另外，探查足三里时定位很重要，要向胫骨的缝隙里发力，酸胀感明显。没有胃部不适，如果敲击按揉足三里没有反应也不用沮丧，说明气血在此处运行顺畅。

"丰隆穴"是化痰要穴，形体偏胖者，由于体内痰湿较重，敲击小腿中段在胫骨外一指宽的肌肉隆起处，痛感明显。初次按揉疏理此穴可能有红肿的现象，严重者还会影响走路，这也是正气足的表现，不要恐慌，一两日也就没事了。

"内庭穴"在足背，当第 2、3 脚趾间的趾蹼缘后方赤白肉际处，是胃经的荥穴，有清火的作用，由胃火引起的牙龈肿痛、口气、易饿可以掐揉"内庭穴"来调理。平时掐、点的时候如果有疼痛，要坚持疏通（图 25，表 4）。

主要调理疾病

胃痛，胃酸，胃胀，吞酸嗳气，前头痛，乳腺增生，口苦等。

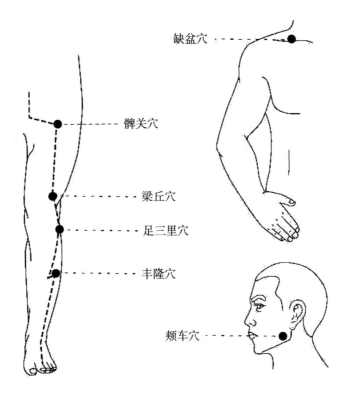

图 25　胃经易堵塞穴位

表 4　胃经探查路线、穴位及位置

探查路线	穴位	位置
胃经颜面部	颊车穴	下颌角前上方 1 横指，咬肌粗隆处
胃经颈部路线	缺盆穴	锁骨中点上窝
胃经大腿路线	髀关穴	腿根中点下 2 寸（3 指宽），偏外侧
胃经大腿路线	梁丘穴	髌骨外上缘直上 2 寸（3 指宽）
胃经小腿路线	足三里穴	外膝眼下 3 寸胫骨前嵴外侧
胃经小腿路线	丰隆穴	外踝尖与外膝眼连线中点，胫骨前嵴外 1 横指
胃经足部路线	内庭穴	2、3 脚趾之间趾蹼缘

实践经验分享

1.赶走胃寒，使人胃口大开

前年春节，母亲来北京过年，来之前她的胃口就不好，尤其是之前的十来天，一度只能进食稀粥、咸菜。到北京的当晚，我给母亲调理，开始先敲打胃经大腿中线，只3下，右"髀关穴"疼痛明显，左侧感觉不强烈。我就在痛点处边敲边揉，母亲感到非常疼痛连声说，"轻点！轻点！"我只能用最轻柔的力度操作，一边揉一边安慰母亲，告诉她这是胃气尚可的表现，如果胃气弱，反应就不会这么强烈了。在痛点处调理了十来分钟，母亲打了两个痛快的嗝，暴露出大腿一看，大家都吓了一跳，原来腿根部出现一个直径6厘米左右的红肿，痛不可触。

母亲开玩笑说，来北京看你，却被你打了一顿。第二天一早，更刺激的现象让我深刻理解了经络作用的神奇。前晚疏理处的红肿面已经扩大，而且在上面散在着多个青紫斑点，就像小时候我们膝盖磕在地上产生的瘀紫一样，紫色意味着寒盛，说明胃中有寒。同时母亲的胃口大开，她自己每天上午坚持疏理，1周后红肿瘀紫才渐渐褪去。

从那时开始母亲一直坚持经络疏理，一是因为通过自己的经历对疏理经络的效果深信不疑；另外一个原因是为了她的儿子，用自己做实验，认真验证经络的反应是否正确。现在她身边的老年朋友都知道她也是"半个医生"了，有什么不舒服都问母亲要敲哪，怎么敲？母亲总会非常认真地告诉他们，同时还不忘提醒：平时就应该做经络疏理，避免临时抱佛脚。

2. 酒后头痛多与伤胃气有关

去年春天，"有朋自远方来"，本来说好浅酌而止，没想到喝到酒酣面赤也不肯停下来，喝完白酒又喝了几杯啤酒。王凤仪老先生说："知过不改过，讲道不行道，乃第一大恶人！"结果第二天晨起，头痛如裂，我分辨了一下头痛位置，正好在前额部。"经脉所过，主治所及。"啤酒乃寒性之物，初春天气尚寒，酒的温度还低，肯定是寒邪伤胃所致的头痛。于是我"正襟危坐"，双手小指掌指关节从大腿根部开始敲，"髀关穴"立即疼痛难当，我强忍疼痛边敲边揉，感觉痛处好像"吱、吱"两下，头部疼痛立止，只是还有略微昏沉，用时不过3分钟。

结果那天上班，和大腿做了一上午的斗争，给前晚喝酒的朋友们打电话，从电话里听出有疲惫感的就指导他们敲胃经，个个"反响强烈"。

3. 缓解胃胀、立竿见影

前年春天，遇到不少腹胀的朋友，腹胀的病位在胃，但在中医看来与肝气不舒有很大关系，人生气后无处排解，就存在胃这个"皮囊"里，中医有句术语叫"肝气横犯脾胃"，因为木克土，木代表肝，土代表脾胃。为什么前年腹胀的人偏多呢？从"五运六气"推算，前年是"庚寅年"，主运为"金运太过"，也就是肃降、肃杀的力量过强，"金克木"，所以导致春天的阳气想生发出来，可总是受到阻碍，因此前年春天的天气也表现为"冷几天、热几天"，美其名曰"气候反常"。

人与自然相应，素有肝气不舒、脾胃不和之人受自然的影响，腹胀的同时伴有烦躁、易怒的症状出现。由此看来腹胀的根源在肝，与胃动力不足无关。如果腹胀单纯疏理胃经，可缓解，但不能彻底解决，要配合疏理肝经（尤其是左肝经大腿部分的"阴包穴"）和三焦经（左前臂背面正中线肘下2寸处的"四渎穴"），这两个地方必会痛不可触（具体方法见三焦经、肝经疏理章节）。

4. 捏揉"内庭穴"清胃火、除口气

在五输穴里面"内庭穴"是胃经的荥穴，荥主身热，所以"内庭穴"有清胃火的作用，对于乳房的急性炎症、口气过重等问题可以辅助调理。

记得妻子在哺乳期，有一天孩子在吮吸吃奶时，一侧乳头疼痛，孩子吃奶时只能吃另一侧的。小孩吃不饱饿得直叫，大人患侧乳房胀痛难忍，为了慎重，又不敢用药。乳头在胃经上，妻子近期有便秘，我猛然想起"内庭穴"可以清胃经的火，立即掐揉同侧的"内庭穴"，结果痛不可触，慢慢点揉 5 分钟，当此穴痛感下降时，乳头的疼痛随之消失，问题迎刃而解了。

探查、疏通胃经的易堵塞穴位

按揉、敲击颊车穴、缺盆穴、髀关穴（梁丘穴）、足三里穴、丰隆穴、内庭穴，在疼痛的穴位处按揉，每天按揉 2～3 次，每次按揉 2～3 分钟，坚持 1 周，痛感会消失。

闲聊胃的养生

《灵枢·玉版》曰："人之所受气者，谷也；谷之所注者，胃也；胃者，水谷气血之海也。"胃中的水谷，经过胃的腐熟后，下传于小肠，其精微经脾之运化而营养全身。故胃古称"太仓"，太仓者，国家之粮仓也。

胃的作用是将大块食物消磨成食糜，"消"的功能发挥得越好，食糜越精细越有利于消化吸收，现今我们常常在进餐的时候喝冰镇啤酒或饮料，直接麻痹胃的神经，减缓胃的蠕动，饮食过量还不觉得饱，结果暴饮暴食，既增加胃的负担，又不能将食物研磨精细，势必造成整个消化系统的额外负担。

胃属土，通过观察自然现象可以知道，如今城市化，土地都被铺上了沥青，绿地又不能像树木那样存留水分，大地的功能受到影响，相应于人胃病的发生率很高，再加上快速的生活节奏、繁重的工作压力容易产生急躁情绪而使肝气不舒，肝气横犯脾胃，而导致人们经常胃胀。胃经为多气多血之经，从胃经的循行路线上看，疏理胃经还有美容的效果。所以保养好胃，一要避寒，二要顺气。

在饮食上我们应该吃应季的食品，而且要多吃主食。我们是农耕民族，几千年来饮食以农作物为主。祖先告诫我们以五谷为养，五谷是种子，是植物的精华，生命力最强大，为我们提供的潜在能量无与伦比。吃饭要细嚼慢咽，让每一粒粮食都变成精微物质被身体吸收，成为支持身体的能量，有了能量，身体才能把垃圾物质如脂肪等消化、转化。五谷易消化，还可以减轻胃的消化负担，什么东西省着点用都是有好处的。建议有"多吃饭、易发胖"观点的人，给自己7天的时间，多吃主食，看看会不会增加体重，用实际行动验证一下，不要人云亦云。

脾经自我疏理

脾经循行路线

足太阴脾经（图26）主要分布在胸腹任脉旁开第三侧线和下肢内侧前缘：①从大趾末端开始，沿大趾内侧赤白肉际，经核骨；②上向内踝前边；③上小腿内侧，沿胫骨后，交出足厥阴肝经之前；④上膝股内侧前缘；⑤进入腹部；

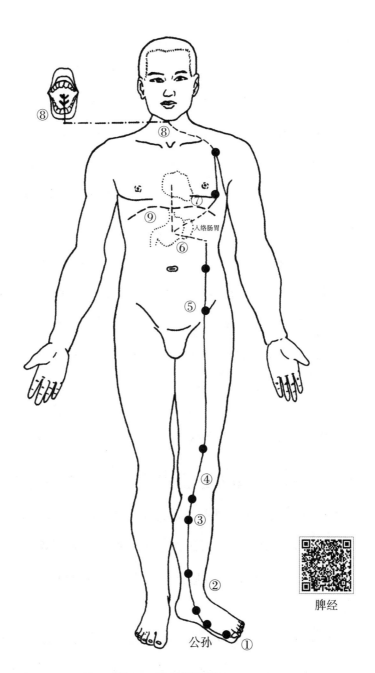

图 26 脾经循行图

脾经

⑥属于脾、络于胃；⑦通过膈肌，夹食管旁；⑧连舌根，散布舌下；⑨从胃部分出，上过膈肌，流注心中，接手少阴心经。

脾经有形穴位的循行路线是①②③④⑤。从大趾端的隐白至腋中线，第六肋间的大包穴。体内"无形"部分是⑥⑦⑧⑨，在这条"暗道"中，我们可以看出脾经是循着咽喉走的，通过调脾经防治咽喉肿痛的道理在于此；同时"流注心中，接心经"说明脾脏气血的充足亦会影响心的状态，临床常见一种失眠、心慌。号脉时心脉（左寸）节律、节奏、跳动都正常，但脾脉（右关）沉、弱，这是脾血不足不能上荣于心所致，这时出现的症状就与心没关系，只要恢复脾血，再用升阳的药将气血传到心脏就好了，也就是中医常说的"补中益气"。

探查部位、手法及感受

"大包穴"在腋中线上，腋窝顶点下 6 寸（4 指并拢是 3 寸），由于大包穴在肋间隙上，肋骨与肌肉之间的空间本就狭小，而且活动度差，所以大包穴是脾经的常见堵点。定位后轻轻敲击 3～5 下，痛感就显现出来，然后可以敲、揉结合来疏通。

"血海穴"在髌骨内上角向上 2 寸（3 指宽）处，握拳用小指掌指关节敲击，很多人有强烈痛感。血海穴不仅是脾经的常见堵塞穴位，还是调理因"血"而导致的月经问题、皮肤瘙痒、湿疹、荨麻疹等问题的要穴。

脾经在小腿胫骨内侧缘有多个易堵塞穴位，用拇指沿着胫骨内侧与小腿肌肉（腓肠肌）之间的缝隙点按，或者握拳用小指掌指关节敲击3遍，注意紧贴骨头下缘不要敲到骨头上，大多数人点按、敲击3～5遍后，在膝关节下方的"阴陵泉穴"、膝关节下方3寸的"地机穴"、内踝尖上4指宽的"三阴交穴"有强烈痛感。

阴陵泉、地机穴、三阴交穴是脾经的重要穴位，平时疏通这3个痛点，保持脾经小腿循行路线的畅通，对于消化问题、月经问题、水的代谢问题都有调节作用。

经络是空间，脾经小腿路线的这3个堵点其实是胫骨与腓肠肌之间的粘连，坚持按揉这些僵紧会松解。读者朋友不用拘泥于这三个穴位，只要在胫骨与腓肠肌之间发现的僵紧和痛点都要按揉疏通。

脾经在脚内侧的穴位也有反应点，常常给我们提供脾虚信号的是"太白穴"或者"公孙穴"。"太白穴"在大趾与脚掌连接处的骨头后面，"公孙穴"在"太白穴"后一寸。这两个穴位不一定都痛，用拇指按揉时，哪个穴位更痛就按揉疏通哪一个。据说"太白穴"可以双向调节血糖，"公孙穴"可以双向调节肠道功能（便秘、腹泻均可在此处寻找痛点），建议有糖尿病、便秘、腹泻症状的朋友可以尝试找痛点疏通（图27，表5）。

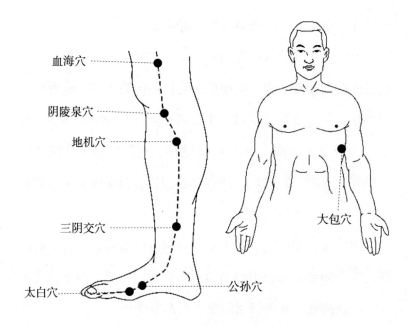

图 27　脾经易堵塞穴位

表 5　脾经探查路线、穴位及位置

探查路线	穴 位	位　置
脾经胸部路线	大包穴	腋中线上，腋窝顶点下 6 寸
脾经大腿路线	血海穴	大腿内侧前缘，髌骨内上端上 2 寸
脾经小腿路线	阴陵泉穴	胫骨内侧缘顶端凹陷中
脾经小腿路线	地机穴	胫骨内侧缘，膝关节内侧下 3 寸（4 指宽）
脾经小腿路线	三阴交穴	胫骨内侧缘，内踝尖上 3 寸（4 指宽）
脾经足内侧路线	太白穴	足大趾后，内侧核骨后，赤白肉际凹陷中
脾经足内侧路线	公孙穴	太白穴后 1 寸

主要调理疾病

食欲不振，便秘，腹泻，月经不调，糖尿病，高血脂，倦怠乏力，失眠等。

实践经验分享

1.健脾益气试试"地机穴"

疏理脾经时，食欲不佳、上午莫名困倦的人，"地机穴"会有强烈反应。记得我第一次发现"地机穴"痛点的时候，兴奋的同时还要忍受强烈的胀痛，上午揉完，下午"地机穴"肿了个包，走路的时候小腿有一种肌肉拉伤的感觉，迈步抬腿都十分痛。身体有时真的很奇怪，明明跑跳都没事，而一疏理经络，经气在撞击堵塞经穴所产生的经络疼痛却难以忍受，好像身体在发泄你对它漠视的不满。

如果气血虚弱得太厉害，则只有酸痛，此类人群在疏通经络的同时则需要配合使用一些补益气血的中药或食物。当经络疏通后，这些补益之品可以顺利地被身体吸收，事半功倍。

健康的朋友可以感觉一下，在疏理脾经的时候，小腿部会有暖洋洋的感觉，十分舒服。

2.调理月经不调，经络疏通很奇妙

女性月经从初潮到绝经，三十多年的时间，需要消耗大

量的气血，女人的月经与肝、脾、肾三个脏腑关系密切。所以平时照顾好肝、脾、肾三条经，对改善月经不调、附件炎等妇科问题效果不错。

妻子从初潮后十多年一直痛经，这和她上中学住校，经常用凉水洗头有关系。很多小女孩在青春期不在乎月经的重要，据说过去有的女运动员要参加比赛，赶上月经要来，怎么办呢？当月经正来的时候，用冰凉的水洗头或洗脚，月经立刻就憋回去了，殊不知违反自然之道对身体的伤害大极了，轻的痛经，重的不知会憋出什么病来。

我在开始研究经络问题的时候，妻子一直不信任我，不让我给她调理经络，总称呼我为"二大夫"。2007 年 12 月，她又来月经，由于是冬天，这次痛得特别厉害，当天晚上痛得直不起腰。我主动请缨，先敲打地机穴，左侧痛感明显、再按揉肝经的"太冲穴"痛不可触、再找肾经的"水泉""复溜"二穴，感觉酸痛难忍，而且都是左侧敏感。既然身体给我们提供了这么明显的信号，那就认真操作吧！揉"地机穴"5 分钟，痛感减轻，然后依次点揉"太冲""水泉""复溜"3 个穴，15 分钟左右，妻子觉得有一股暖流从下肢升起注入小腹，腰已经能直起来，前后不到半小时，痛感就消失了，我嘱咐她第二天上午再自己敲揉脾经，巩固一下。结果敲脾经成了爱人最爱做的功课，痛经当然一直没有再发生，从此她不仅对我深信不疑，还开始和我探讨起中医的问题了。

我们的常见思维是，当身体出现问题的时候，总认为身体是无能为力的，于是用药物等方法进行干预，忽视了身体的自我调节能力，同时也打乱了身体的自愈程序。从调理妻子痛经这件事再一次看出，只要经络通畅，就会促进气血的正常运行，信息的正常传递，剩下的工作就交给人体自己了。关键的是，你相不相信身体可以有能力做得到，敢不敢给身体一点时间去做到，这也许就是无为而治吧。

3. 嗓子疼也有可能是脾虚

古人的智慧是我们难以想象的，每个文字背后都体现了很深的含义，每一个穴位的命名绝不是随便一拍脑门就确定下来的。有的穴位名称比较直观，如心经的"神门穴"，一听就有安神的作用；肺经最后一个穴位"少商"，因为"五音"里"商音"属"金"，肺属金，故这个穴位名为"少商"，但有的穴位名字却比较隐晦，需要仔细琢磨，有时可能还需要一些运气才能弄明白。

学医这么多年来，有一个穴位的名字一直困扰着我，不得其解，那就是"太白穴"，如果说这个穴位取自"太白金星"的话，那它应该具有"金"的属性，脾属土，在土经上却有一个金性的穴位？

有一年秋天我感冒，我这个人感冒时容易嗓子疼。疏理了肺经，按揉了"孔最穴""鱼际穴"，有点反应，但不明显。嗓子略有好转。我想除了肺经还有心经、肾经、脾经的经络与嗓子相通。《灵枢·经脉》曰："脾足太阴之脉……上膈，挟咽，连舌本，散舌下。""肾足少阴之脉……从肾上贯肝膈，入肺中，循喉咙，挟舌本。""心手少阴之脉，起于心中，出属心系，下膈络小肠，从心系，上挟咽，系目系。"

经络讲究"经脉所过，主治所及"，我先按揉肾经在脚踝处的"水泉穴""大钟穴"两处穴位，没什么反应，又按了一下"太白穴"，"哎哟"真痛，对了！就在这呢！关键点在"太白穴"，按了一会，这个穴位不疼了，嗓子清凉许多，我猛然明白，"太白穴"和肺有关。

从五行看"土生金"，也就是说"脾生肺"（我们在讲肺部经络循行路线时曾介绍过）。在每条经络的起始端或终端，古人总结了五个穴，叫"五输穴"。脾经的五输穴是：隐白、大都、太白、商丘、阴陵泉，五个穴位按顺序分别属"木、火、土、金、水"。古人将许多看似没有关联的事物用五行进行整理、归纳，是高度智慧的表现。在这里"太白穴"是土经的土穴，当然是生金补肺作用最强的穴位啦。通过穴位名称祖先已经把这个穴位的功效告诉给我们。古人讲："非其人勿教，非其真勿授"，字里行间都藏着大学问，就看你能不能悟到。所以在对一些病症治疗效果不佳时，我从来没怀疑过中医不行，只能说自己的功夫还不深，治疗思路还不对。

探查、疏通脾经的易堵塞穴位

敲击、按揉大包穴、血海穴、阴陵泉穴、地机穴、三阴交穴、太白穴（公孙穴），在疼痛的穴位处按揉，每次按揉2～3分钟，每天按揉2～3次，坚持1周，痛感会消失。

闲聊脾的养生

脾为后天之本，气血生化之源。李东垣在《脾胃论·脾胃盛衰论》中说："百病皆由脾胃衰而生也。"脾对人体直接的作用是生成气血和运送气血两大功效。脾属土，对于人体就像大地一样，如果土地肥沃就会结出丰硕的果实供人们享用，如果是我国西北戈壁荒漠，物产贫瘠，人们自然难以生存。

脾的功能体现在一个"化"字上。"化"的正常，则机体的消化吸收功能健全，才能为化生精、气、血、津液提供充足的养料，才能使脏腑、经络、四肢百骸，以及筋肉皮毛等组织，得到充分营养，同时代谢后产生的垃圾、废物也能顺利排出体外。

脾虚"化"的不好，食物就不能完全转化成营养，废物又没力量代谢出去，常以非正常脂肪的形式存在体内（就像猪肉里，有的脂肪是洁净的、白腻拽不下来，这些好脂肪既是保温层又是营养储存仓库；而有的脂肪呈颗粒状，颜色发黑，一拉就掉下来了，这就是废物脂肪），废物脂肪存在血里就是血脂高、放在肝上就是脂肪肝、堆在腹部就是小肚腩。这就是有些瘦人有脂肪肝、血脂高的原因，归根到底是脾虚。

脾，统血，血者水也，所以脾的功能正常可以合理调控体内水液的代谢，如果人体水液代谢失常，体内就会有湿浊生成，而湿浊又是许多疾病滋生的土壤。

在五行方位中，脾为中央戊己土。《素问·太阴阳明论》曰："不得主时也。"不得主时，是说不得主于春、夏、秋、冬这四正时。《素问·太阴阳明论》又说："脾者土也，治中央，常以四时长四脏，各十八日寄治，不得独主于时也。"五脏中，肝主春，心主夏，肺主秋，肾主冬，脾不得独主于时，四时没有它的份，可是脾却能"常以四时长四脏，各十八日寄治"，这里的十八日就是春、夏、秋、冬，四时之末的各十八日，这十八日，正是过渡到下一个时的关键时刻。所以脾虽不独主于时，可是四时却离不了它，四时的转换必须要靠脾土的参与，才能正常转化。因此天天调理脾经意义重大。

《素问·金匮真言论》曰："中央为土，病在脾，俞在脊"，如果脾受损伤，会反映在脊，这个脊，就是脊柱包括其两侧，也就是人们常说的"里脊"的位置。因此家长可以每天给孩子捏脊来健脾和胃，强健孩子们的后天之本。

心经自我疏理

心经循行路线

手少阴心经（图28）主要分布在上肢内侧后缘：①从心中开始，出属于心脏与他脏相连的组织；②下行经过膈肌，络小肠；③从心系向上挟咽喉；④从心系上行至肺，向下出于腋下；⑤沿上臂内侧后缘；⑥下向肘内（肘窝），沿前臂内侧后缘，沿小指桡侧出于末端。

心经循行的①②③路线都是暗行于胸腹腔，路线②体现出心与小肠相表里，路线③走咽喉，所以心里有火时多有咽喉肿痛，如果是红肿热痛，即是实火，可以采用清热泻火的方法。心属火，要保证心的功能正常，前提条件就要保证心是热的，这里就要求小肠不能受寒（心与小肠是表里关系），才能使心的温度正常。

探查部位、手法及感受

很多人一过40岁，上臂开始出现悬垂肌肉（上臂内侧肌肉），请举起手臂作敬礼的姿势，一定有人在上臂部分有松弛肌肉，左侧更明显些。从腋下开始向肘关节方向用拇指和食指一下一下捏揉这一条"脱离组织"的肌肉，会有捏棉絮的感觉，手指一搓还有疙疙瘩瘩的脂肪颗粒，稍一用力疼痛难忍，也许你每天都看到这悬垂下来的肌肉，可惜却从没在意。

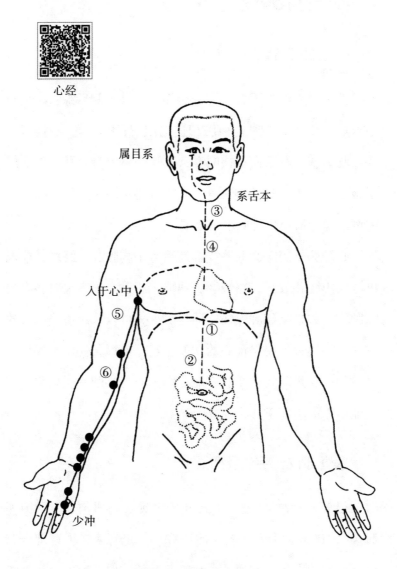

心经

属目系

系舌本

③

④

入于心中

⑤

①

②

⑥

少冲

图 28　心经循行图

这种情况可不是自然衰老，它是心脏供血不足的表现，产生原因是心脉气血不足，使局部肌肉失去营养，垃圾代谢不出去，堆积在此就形成了没用的脂肪，然后进一步影响气血的运行。如果每天坚持捏揉可以把松弛的肌肉捏实，心的供血就会顺畅，胸闷气短的现象自然会消失。这是判断心脏功能最直观的方法也是预防心脏疾病最简便有效的方法。

还有一个地方可以更早期的判断心供血情况——"少海穴"，这个穴位在肘横纹内端与肱骨内上髁连线中点处。正常情况下用拇指按揉有微微酸麻痛感，按起来很舒服。如果此处按起来没感觉，即使上臂还没有出现悬垂肌肉，也已说明有心供血不足的隐患了。但少海穴很有意思，有的心脏病患者，此处会痛不可触，为什么少海穴有这样的反应，我还没弄清楚。

腕部四穴：灵道穴、通里穴、阴郄穴、神门穴。仰掌，请将拇指尖压在腕横纹的"神门穴"上，指腹会将其余三个穴位自然覆盖。心脏功能正常时点按这四个穴位只有微酸的感觉，如果心脏有隐患或问题时此处会有酸痛的感觉。

在心经腕部这个地方很有趣，总长1.5寸的距离从上至下分别是"灵道、通里、阴郄、神门"四个穴位，心经一共有九个穴位，在人体其他经络上还没有这样短的距离分布四个穴位。从四个穴位的名字就知道它们有养心安神、保护心脏的作用。此处按揉、按压均可。

　　注：标准经络图的腕部四穴定位在小指腕屈肌腱桡侧，针刺用此定位，我通过实践发现按揉时尺侧感受更明显，所以把心经这一组堵点定位在仰掌时小指腕屈肌腱的内侧。

　　"少府穴"在第4、5掌骨之间的缝隙里，握拳时小手指指尖处即是。用拇指点揉如果有痛感，要重视，要坚持按揉疏通（图29，表6）。

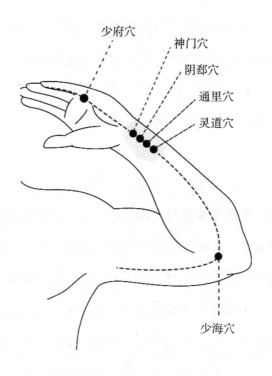

图29　心经易堵塞穴位

表 6　心经探查路线、穴位及位置

探查路线	穴　位	位　　置
心经上臂路线	无	心经上臂部分的悬垂肌肉（内侧肌肉）
心经肘关节	少海穴	屈肘，当肘横纹内端与肱骨内上髁连线中点
心经腕部部分	腕部四穴	仰掌，从腕横纹起，小指侧腕屈肌腱内侧凹陷依次向上 0.5 寸的距离分布神门穴、阴郄穴、通里穴、灵道穴四个穴位
心经手掌路线	少府穴	握拳，小手指指尖处（第 4、5 掌骨之间）

主要调理疾病

心慌气短，胸满憋痛，失眠乏力，冠心病，高血压等。

实践经验分享

1.发现心脏隐患的简单方法

我对上臂的悬垂肌肉产生兴趣是在一本书里，书中介绍此处疼痛意味着心脏供血不足，我马上在母亲身上求证。母亲患心脏病多年，平时真没注意，关注了才发现这条肉悬垂的还挺严重。我轻轻一捏，母亲的反应也吓了我一跳，只用了一成的力量，她已经忍受不住，我仔细体会了一下絮状、颗粒状脂肪的感觉，对母亲说：我一点都没用力，不信你自己试试。母亲自己一捏确实挺疼，但捏了十来分钟，痛感减弱，可以加大些力度了。我让母亲每天中午捏揉十分钟，结果两个月后，原来松弛的肌肉居然恢复了弹性，母亲心慌气短的现象也随之消失了。

一直没有一个合适的称呼为这个部位命名，叫"上臂悬垂肌肉"总有点别扭。有一次在某老年大学讲养生课，一位听众告诉我，这叫"蝴蝶袖"，原来人们不是没注意到这块肌肉的变化，只是生活中很多人以为"蝴蝶袖"是人体正常衰老的现象，从来也没想到和心脏有关罢了。更没想到这个地方经过疏理，松弛的肌肉还能恢复弹性，所以一直不以为然。

为了我们能有一颗三十岁的心脏，每天刺激刺激上臂心经的路线，避免"蝴蝶袖"的产生吧！

2. 心气不足"少海穴"有先兆

对心经我比较重视探查"蝴蝶袖"来判断心供血情况，直到一次为一位 42 岁的朋友把脉，左寸心脉有些弱，我马上用右手拉住他的手，左手捏揉其左上臂心经，没有松弛的感觉。再一按"少海穴"，没有任何感觉，于是我告诉他：你供血不足了。没想到他很惊讶，原来前几天一位老中医也是这么跟他说的，他问：为什么中医都说他心供血不足呢，而他并没有心脏不适的感觉？我回答：脉象、经络等信号都提示心脏有问题，当然现在问题不大，难道你非要等问题大了再处理吗？那时治疗还来得及吗？他连连称是。于是我给他捏揉心经十分钟，按揉"少海穴"10 分钟，渐渐的"少海穴"出现了酸痛的感觉，看来轻微的刺激就会帮助身体恢复知觉。

很多现代人已经身体麻木，无知无觉。这样说起来好像大家还不服气，你凭什么说我们没知觉了？举个例子，同样吃了不洁食物有人马上腹泻，而有的人却没有反应，哪类人身体好呢？当然是反应明显的人了。体内进来了不速之客，马上就能清除掉它，说明身体很敏感。所以常称自己"铁胃""好久不感冒"的人不见得就真是身体好啊！

3. 保护心脏常揉"少府穴"

本次再版，心经的易堵塞穴位补充了少府穴，作为经络堵点，少府穴的发现源于一位自学中医的朋友。

有一年春天和这位朋友聊天，他说正跟随一位老师学习脉诊，这个脉诊很简单，术者把双手食、中、无名指同时放在患者的寸、关、尺脉，比较两侧、六部脉象的不同，然后用跳动异常的脏腑经络的"五输穴"来调理。这个方法简单、直观，我想体验一下，伸出双手，让他把脉。

他宁息静气体会我的脉象，大概两分钟，把手抬起来，他说对比起来左手"寸脉"跳得弱，我一摸确实如此，在身体出现异常的时候我们首先想的一定是："怎么办"。左寸脉对应心，虽然我没有心慌、胸闷、气短的症状，但也紧张地问他怎么调，他说按照那位老师的观点，心脉弱可以刺激少府穴，因为在五输穴里少府穴属火。

我马上点按少府穴，结果发现右手的少府穴感觉不明显，但左手的少府穴特别疼。我一边聊天一边认真按揉，揉了几分钟痛感就下降了，我又坚定地把双手放在桌子上让他再次把脉，结果左寸脉的跳动正常了。这次体验再次证明经络的状态是脏腑的投射，身体的内外是统一的，调节易堵塞穴位，恢复经络畅通，瞬间恢复常态，它们在脉象上也是同步的。

由此，我经常指导身边的朋友按揉少府穴，发现多数人都很痛，所以这次再版增加了少府穴为心经的易堵塞穴位，也是希望人们对身体重视起来，保护好心脏。

探查、疏通心经的易堵塞穴位

捻搓和按揉心经悬垂赘肉、少海穴、腕部四穴、少府穴，在疼痛的穴位处按揉，每次按揉 2～3 分钟，每天按揉 2～3 次，坚持 1 周，痛感会消失。

闲聊心脏养生

中医学认为心的主要功能是主神明、主血脉。《素问·灵兰秘典论》曰："心者，君主之官也，神明出焉。主明则下安，以此养生则寿，殁世不殆，以为天下则大昌。主不明则十二官危……以此养生则殃，以为天下者，其宗大危，戒之戒之。"由此看来，心太重要了。

"离中虚、坎中满"，在后天八卦中，离卦代表火，属心；坎卦代表水，属肾。健康的前提是心是虚的、空的，肾精是满的、实的。佛家讲"空"；道家讲："虚其心、实其腹、弱其志、强其骨"。《尚书》曰："满招损，谦受益。""虚"也好、"空"也罢，这几大文化系统表述都要求"心"应该是空的，让我们遇事要"放下""看开"，要活在当下，别总活在过去的记忆中，也别不切实际的妄想未来。《素问·上古天真论》里养生的一个重要原则是："不妄作劳"，既别伤心，也要固肾。

人要逆之结果就是"离中满、坎中虚"，身体一定会出问题。现在很多人已经通过自己的经历验证了"心是实的"而出现心脏冠状动脉硬化，甚者冠状动脉堵塞；"肾是虚的"，结果导致早衰。所以要解决心脏的问题，不从根本上解决"思想"的问题，那结果只能是"一根支架支下去，还有血管堵起来"。

心为君主之官，心的生理功能正常则人体其他各脏腑的功能才能正常，若心有了病变，君主之官的作用不能正常发挥，其他脏腑失去主宰，则致功能失调，种种病变随之产生。

中医这门学问是"攻心"，而不是"攻城"。兵法云：攻心为上，攻城为下。所以，只知道攻城，而不知道攻心，就是下医。关于养生的方法祖先早就告诉我们了，那就是"中国式的生活方式"。

小肠经自我疏理

小肠经循行路线

手太阳小肠经（图30）主要分布在上肢内侧后缘：①从小指内侧末端开始，沿手掌内侧，上向腕部；②出尺骨小头部，直上沿尺骨下边；③出于肘内侧当肱骨内上髁和尺骨鹰嘴之间，向上沿上臂内侧后缘；④出肩关节部，绕肩胛，交会肩上；⑤进入缺盆，络于心，沿食管，通过膈肌，到胃，属于小肠。⑥从锁骨上行沿颈旁，上向面颊，到外眼角，弯向后，进入耳中；⑦从面颊部分出，上向颧骨，靠鼻旁到内眼角，接足太阳膀胱经。⑧小肠与足阳明胃经的下巨虚脉气相通。

小肠经有形穴位的循行路线包括①②③④⑥⑦主要经过肩胛、肩胛骨内侧以及耳郭前，所以小肠经的气血正常可以保证肩部功能的正常。如果小肠有寒，"寒主凝滞"，肩部的肌肉一定会僵硬，严重者会有疼痛，人们常将此与颈椎病混为一谈，其实这是小肠的寒气在作怪。

从小肠在腹腔的循行可以看到其与心经相通，所以我们调小肠经既可以治本经的病，还可以调护胃、心系疾病。

探查部位、手法及感受

"后溪穴"比较好找，握拳在第5手掌与手指间关节后，

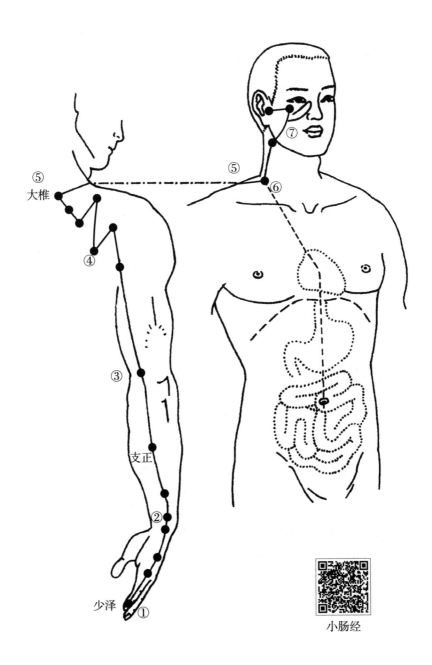

图 30　小肠经循行图

用另一手食指点揉横纹头赤白肉际。如果有颈椎、肩胛疾病或小肠受寒严重者，会有明显痛感。后溪穴也可以用桌子边来刺激，硌按两分钟痛感就会减轻，颈肩可能会有松解。后溪是八脉交会穴之一，什么是八脉交会穴呢？古人在 361 个穴位中总结了 8 个穴，通于奇经八脉。后溪穴与督脉（脊柱）相通，所以经常刺激后溪穴还可以保护阳气，强健颈椎、腰椎。

探查肩胛骨中心点的"天宗穴"，对侧的手从腋下伸过去，中指和食指并拢点按在肩胛骨中心点上，也可以由别人帮助，术者用掌根按揉肩胛骨中点。不论是自己点按还是他人按揉，初次探查的时候此处会有强烈的痛感，并向四周扩散。一定要忍住疼痛，坚持按揉，痛感即会消失。

天宗穴对应乳房，所以按揉疏通天宗穴对于乳腺的保养很重要。同理，左侧天宗穴对应心脏，保护心脏，除了疏通心经、心包经的易堵塞穴位之外，也要疏通小肠经。

"肩贞穴"在腋后皱襞上 1 寸处，在肩关节后下方的缝隙里，多数人此处有结节，忍住疼痛，坚持按揉 3～5 日后结节消散。"肩贞穴"是小肠经的常见堵塞点，随时探查可以知晓经络的畅通情况。此处持续不通，逐渐影响局部的气血布散，久而久之引发颈肩痛，松解"肩贞穴"是治疗肩部疼痛的重要手段（图 31 和图 32，表 7）。

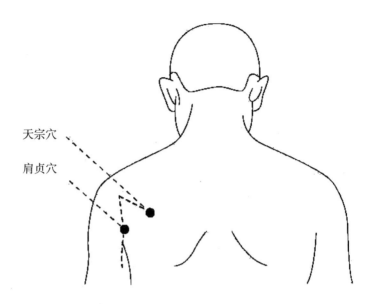

图 31　小肠经易堵塞穴位（一）

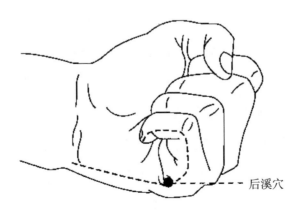

图 32　小肠经易堵塞穴位（二）

表 7　小肠经探查路线、穴位及位置

探查路线	穴位	位置
小肠经手部路线	后溪穴	小指掌指关节后，当横纹头赤白肉际处
小肠经肩胛部分	天宗穴	肩胛骨冈下窝近中央部
小肠经肩关节后	肩贞穴	臂内收时肩关节后方，腋后纹头上 1 寸处

主要调理疾病

颈椎病，肩关节疾病，消化不良，体寒，心慌气短，落枕等。

实践经验分享

1. 疏理小肠经帮助调理落枕

后溪是小肠经的重要穴位，通于督脉，有肩颈部疾病的朋友可以经常按揉此穴。落枕是常见病，常常一觉醒来，发现脖子扭转不利、疼痛甚至转头困难。有时只有一侧，有时双侧均有。大多数人是偶尔有落枕的情况，也有部分人频繁落枕。人们常以为是睡觉时受风或固定姿态时间过长，气血不周而产生的凝滞疼痛。这些都是假象。老话说："没有家贼引不来外鬼。"如果小肠有寒，那肩部的气血运行必会不畅，再加上外因的作用才产生肌肉僵痛。看似偶然的落枕其实有必然之处。

2009 年夏天，一位南方朋友来北京出差，住酒店吹空调，早晨起来脖子不能向左转，痛得龇牙咧嘴。我先寻找"落枕穴"（即"外劳宫穴"），落枕穴是一个经外奇穴，位于手背部第 2、3 掌骨之间。落枕时仔细按揉此处会有痛点，但在患侧还是非患侧尚不规律。刚一按揉他就直呼疼痛，5 分钟后痛感渐渐消失了，脖子比开始好了很多，但还有痛感。于是我按揉"后溪穴"，结果疼痛异常，我让他自己用右手食指按揉，边按边转脖子，我则用掌根帮他按揉"天宗穴"，不到 10 分钟，脖子已经可以顺利转动了，连他自己都不相信，使劲地转了又转。

是啊，人体自身可以调节，只要你启动"开始键"就好了。由于我们知识有限，大到对宇宙、小到对自己的身体，我们究竟了解多少呢？在没完全弄清楚身体奥秘之前，我们还是按部就班地做个学生，平时多倾听身体的声音，顺应自己的感觉，而不是一味粗暴地干涉、对抗自己的感受，否则身体会发出警告。

2. 护肩莫忽视小肠经

2009 年夏天的一个周日，我在家休息，下午 3 点多，闲来无事，无意中按揉右手的"后溪穴"，隐隐作痛，揉了几下，居然痛感加重。想了半天也没想明白为什么此处莫名疼痛，因为有事出去，就没继续按揉。

晚上，睡梦中，听见妻召唤我：孩子醒了（当时孩子尚小），要我帮忙拿东西，迷迷糊糊中，我右手拿东西急速向左侧递给妻子，就在递给妻子的一刹那，右肩抻了一下，继而不能动弹。我马上想起白天"后溪穴"的莫名疼痛了："原来，当时身体提示自己小肠经气血虚弱，可惜白天没有彻底疏通，留下了隐患"，如果我的推断是正确的，"后溪穴"一定还有反应，如果此时按揉疏通，上面的肩部疼痛就应该能缓解。我边和妻子解释边动手按揉。果然右侧后溪疼痛难当，我信心大增，摸黑坐在床上揉了起来，5～6分钟光景，肩关节完全不疼了。

根据经验，预防肩关节疾病就要少食寒凉、少生气，需要经常照顾"后溪穴"。

探查、疏通小肠经的易堵塞穴位

按揉天宗穴、肩贞穴、后溪穴，在疼痛的穴位处按揉，每次按揉2～3分钟，每天按揉2～3次，坚持1周，痛感会消失。

闲聊小肠养生

《素问·灵兰秘典论》曰："小肠者，受盛之官，化物出焉。"食物经胃的腐熟后，降于小肠，小肠接受后，再分清浊，使津液、糟粕各走其道。小肠又称赤肠，赤为红色，小肠与心相表里。我们常说热心肠，说明人的心和肠都应该是热的。

现代医学研究证实，小肠是人体最大的消化器官，长5～6米，里面有各种消化酶。消化酶是食物进行化学反应时的催化剂，消化酶的工作好坏取决于肠道内的温度（最佳温度为37℃），温度过低就会降低消化酶的工作效率，进而影响营养的吸收。这时候蛋白质的吸收、转化不完全，就会产生过多的嘌呤、胆碱而诱发痛风。

因此，"热心肠"是有道理的。我们的生活水平在提高，但我们影响小肠温度的生活方式却越来越多。比如夏天喝冷饮、吃冰棍，前面我们曾讲过，夏天阳气在体表活动，人体易出汗，腹腔内相对空虚，温度也有下降，人的胃口不太好，所以中国人有苦夏一说，这时要是想保养身体就应该摄入偏热性的东西，比如每日嚼服两片姜片，喝温水。

我们常为一时之痛快，将一瓶或一杯冰镇饮料一饮而尽。结果是体内被冰镇住了，导致我们身体的感知能力下降。直接的危害是小肠温度下降，在体表的反应是肩关节僵硬，尤其是年轻人，还以为是运动量不足所致，于是进健身房，一身大汗下来，再喝冷饮，恶性循环。介绍"肺"的时候讲过，"形寒阴冷皆伤肺"，所以身体会有莫名低热长期不退等情况。长此以往，这样的生活方式还会让人"铁石心肠"。

为了保护小肠，克服错误的生活方式是根本，要想驱走小肠的积寒，一个是艾灸关元穴，它是小肠的"募穴"，直接提高小肠温度；二是天宗穴拔罐排寒，此处拔罐，若开始时颜色是黑紫色的，代表寒邪重，当颜色变浅或消失时，说明寒气消失；三是自我疏通小肠经，或请人将肩部僵硬肌肉揉开。

膀胱经自我疏理

膀胱经循行路线

足太阳膀胱经（图 33）主要分布在腰背第 1、2 侧线及下肢后侧外缘：①从内眼角开始，上行额部，与督脉交会于头顶；②从头顶分出到耳上角；③从头顶入内络于脑，复出枕项部分开下行；④一支沿肩胛内侧，夹脊柱旁到达腰中；⑤络于肾，属于膀胱；⑥一支从腰中分出，夹脊旁，通过臀部，进入腘窝中；⑦另一支从肩胛内侧脊柱旁开 3 寸下行；⑧经过髋关节，沿大腿后侧外缘下行，会合于腘窝中；⑨由此向下通过腓肠肌部，出外踝后方；⑩沿第 5 跖骨粗隆，到小趾的外侧，下接足少阴肾经。

整个膀胱经除路线③⑤外，其他描述的都是有形穴位经过的路线，膀胱经从内眼角开始一直到我们的小趾，贯穿整个人体背部，并且在我们背部有两条路线，这样膀胱经就对所有脏器都有保护作用，刺激膀胱经的穴位可以调理脏腑的功能。因此，古人称足太阳膀胱经为人之"藩篱"，是抵御外邪、保护身体的第一道屏障。

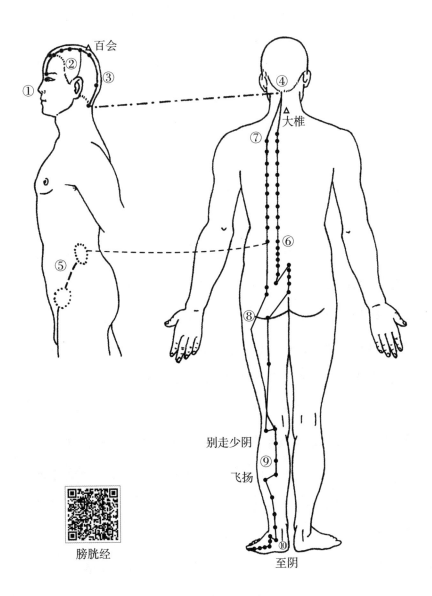

膀胱经

图 33 膀胱经循行图

探查部位、手法及感受

我们先探查外踝部的"昆仑穴"，用同侧手的拇指或食指沿着跟腱前端，向下轻推，遇骨头则停住不动。轻揉1分钟后痛不可触，说明膀胱经有寒，严重者本穴位会越揉越痛，你要坚持一会，5分钟左右，痛感会减轻，有的人揉完后会红肿，3天左右方可消退，此属经气恢复的正常现象，切勿恐慌。

"承山穴"在跟腱与腓肠肌的结合部，顺着跟腱向上，在跟腱的最顶端接近肌肉的位置即是。很多人年龄大了走路时有腿脚发沉的感觉或睡觉时易抽筋，通过调理此穴可以缓解，自我疏理时，正坐位，双腿自然下垂，用同侧的拇指或食指点揉此穴，如痛不可触，坚持疏通此处。

正坐位，我们用同侧拇指放在腘窝中点处，手腕放松，轻轻按揉，多数朋友可能感觉不明显。但"腰背委中求"，腰疾患者，此处拇指点揉一会儿，不仅疼痛明显，严重者会出现突出皮肤表面的结节或肿物，那就要坚持按揉配合调理腰部疾病。每日坚持疏理"委中穴"可起到强腰健骨的作用。

"合阳穴"在"委中穴"下2寸（3指宽）处，在正中线稍微向外一点点，刚好在一块肌肉的边缘，用敲法探查时反应强烈，可以使用敲揉的手法，慢慢疏通后，腿脚活动起来会有轻快的感觉（图34和图35，表8）。

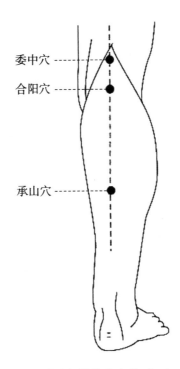

委中穴

合阳穴

承山穴

图 34　膀胱经易堵塞穴位（一）

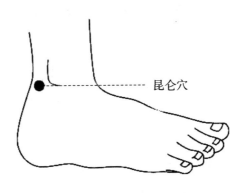

昆仑穴

图 35　膀胱经易堵塞穴位（二）

表 8　膀胱经探查路线、穴位及位置

探查路线	穴　位	位　　置
膀胱经腘窝部分	委中穴	膝盖后方的腘窝中点
膀胱经小腿路线	合阳穴	委中穴下 2 寸（3 指宽）
膀胱经小腿路线	承山穴	腓肠肌两肌腹之间凹陷的顶端处
膀胱经足跟部分	昆仑穴	足外踝尖与跟腱连线中点偏下方骨头上缘

主要调理疾病

感冒初起，手脚冰凉，头项痛，腰酸背痛，腿脚无力，抽筋。

实践经验分享

1. 项强头痛：昆仑解决

在学习中医知识、探索经络秘密的时候，总有一些难忘的案例给我以灵感和思路。2007 年的深秋，一位女士，35 岁，自诉头痛半年，多方治疗无效，经朋友介绍找到我。老实说，当时功力太浅，心中也没什么把握。

此人的头痛很特别，虽然是头痛，但有固定路线：从两眼眶内侧开始，向上沿额正中线旁开 1 指宽，直到后脑，而且脖子发硬，当她描述头痛路线的时候，我灵机一动，这不是膀胱经的起始路线吗？于是我插话问：是下午 3 点疼痛加重，5 点后缓解吧？她惊讶地点点头，再一问由于她工作性质特殊，每年冬天去俄罗斯，初夏回国。这应该是膀胱经受寒引起的头痛，下午3—5点是膀胱经气血最旺盛的时间，此时气血要把寒气排出体外，但寒邪较深，故形成头痛。我连脉都没摸，直接把手按在了她的"昆仑穴"上，当时是按照"病在上而下取之"的道理而选取的。

她疼得连连缩脚，从反应上我知道判断对了，我一边轻揉"昆仑穴"，一边给她讲原理，她听得入神，不知不觉5分钟过去了，穴位处的痛感减轻了不少。我让她以后自己每天在下午2点50分按揉"昆仑穴"10分钟，没想到3天后她电话告诉我，困扰她半年的头痛好了！

这是我第一次亲历典型膀胱经头痛的病例，通过这个病例我相信了中医学的神奇，更加坚定了努力掌握中医知识、为民服务的信心！

2. 自我疏理：祛多年顽固头痛

有一位大姐姓唐，50岁，前年秋天恰好是下午4点来找我，头痛正发作，伴有脖子僵硬，所以我判断是膀胱经头痛，于是询问其受寒原因。据患者自诉，她是20年前生孩子时在产床上受的寒，20年来，头痛时好时坏。她说痛得严重时得吃一把去痛片（索米痛片），也没什么效果，真想把头往墙上撞。我按了一下左侧"昆仑穴"，痛感明显，右侧不明显。我说你的头左侧比右侧疼得厉害，她点头称是。我在左侧"昆仑穴"按揉几下，她说太疼了，想放弃。我对她说："为什么这个位置会这么痛，是因为经络不通，明知道不通，你应该怎么办？身体都给你信号了，你能置之不理吗？你给我 10 分钟时间，也许用不了 10 分钟，头痛就会减轻，你试不试一下？"她点点头，于是我专心给她按揉，一会她就安静下来了，穴位处的痛感显然能忍受了。10 分钟后，"昆仑穴"已经不痛了，我抬头问她：头好些了吗？她不可思议地摇晃着头，刚才一直关注脚部的疼痛，现在才想起来，头不疼了！我又嘱其回家后自我巩固，避免受寒、忌食寒凉。

十一之后，这位大姐又来找我，进门就说："你如果写书可以把我的情况写进去。"我问为什么呀。原来十一期间她去日本旅游，可能是受寒了，在大巴上头痛发作，正痛苦时想起"昆仑穴"，试着自己弯腰去按，结果痛得"惨叫"一声，吓了同行人一跳，但她忍住痛，按了一会，头痛就止住了。经络的神奇作用如果不亲身经历确实让人难以置信。

3. 承山穴神奇调抽筋

在本书中我不止一次地说，每个反应点都是我在自己、家人、朋友的身上寻找出来，再经过其他人验证的。"承山穴"也不例外。膀胱经有寒的人不仅"昆仑穴"会痛，有的人"承山穴"也有明显感觉。但"承山穴"治抽筋、拘挛书上有记载，由于我一直没碰到，所以信心不足。

妻子在怀孕 6 个月的时候抽筋过一次，那是一天深夜，我在睡梦中被妻子的叫声唤醒。此时她已经坐起来了，并说左小腿抽筋。现在写到这里的时候，想起当时的场景还觉得很骄傲：那时我尚未完全清醒，但右手拇指已经按在她左腿"承山穴"了，一分钟不到，抽筋立止。以后妻子再也没抽筋过，去产检还不忘与其他孕妇分享。

个人理解刺激"承山穴"可能是促进了微量元素在腿部肌肉的正常分布，后来也遇到些老年人，时常在睡梦中抽筋但补钙效果不显，经过按揉"承山穴"也收到了意想不到的疗效。

探查、疏通膀胱经的易堵塞穴位

按揉、敲击委中穴、合阳穴、承山穴、昆仑穴，在疼痛的穴位处按揉，每次按揉 2～3 分钟，每天按揉 2～3 次，坚持 1 周，痛感会消失。

闲聊膀胱养生

从膀胱经的走行上看，从头到脚贯穿整个人体后部，为人体抵御外邪的第一道屏障。很多人在风寒感冒时有这样的体会：初起时项强头痛，然后痛感会沿着脊柱两侧一直延伸到足跟，完全是沿膀胱经循行路线，发生疼痛的原因是正气与外来的寒气斗争。

很多时候我们以为发热是生病了，如果仔细研究一下发热的原因可能会有不同的理解。现代研究表明，病毒、细菌、病原体侵入人体，而形成致热因素。古人不知道何谓病毒、细菌，只是将它们统称为"邪气"，如果正气旺盛与邪气的对抗就激烈，产生的病理产物就越多，体温就会升高，孩子的阳气比大人要旺盛，所以小孩的体温可达 40℃，大人大多也达 39℃，再高就可能出危险了。从另一个方面我们还能明白有的人很久没有感冒发热症状，也许他身体真的强壮，未给病毒、细菌可乘之机，但更可能是身体正气不足，对入侵之敌没有反抗的力量，对来犯之敌束手无策。

我们比较十二正经，足太阳是最长的一条。它的分布区域在十二经中是最长最广的，特别是布局于整个身后这一点非常有意义。大家也许有过这样的经验，特别是对风比较敏感的人，如果风从前面吹来，你会提前防范，要是风从后面吹来，你会马上不舒服。为什么呢？"明枪易躲，暗箭难防"。

《灵枢·九宫八风》一再强调"圣人避风，如避矢石"。在冷兵器时代，能够远距离，并且在不知不觉中伤人的有什么呢？就是这个矢石。而矢石从前面发过来，还容易察觉，躲避，如果矢石从后面打来，就很危险。圣人把风比作矢石，这个风从后面来，偷偷摸摸的，又叫贼风。人体靠什么对付从后而来的贼风呢？要靠膀胱经。虽然人体有太阳经的保护但生活中也还要"虚邪贼风，避之有时"。

134

在背部膀胱经第 1 侧线还分布着五脏六腑的背俞穴。如肺俞、脾俞、心俞等共 12 个，《灵枢·背俞》首载了五脏背俞穴的名称和位置。由于脏腑之气皆通于背俞，即"十二俞皆通于脏气"。当脏腑有疾时，在相应背俞穴处可出现反应点、反应物。《灵枢·背俞》曰："欲得而验之，按其处，应在中而痛解，乃其俞也。"由此可见《黄帝内经》中早就告诉了我们审微羔的方法。

背部的第二侧线有几个穴位的名字也挺有趣（图 36 ）。

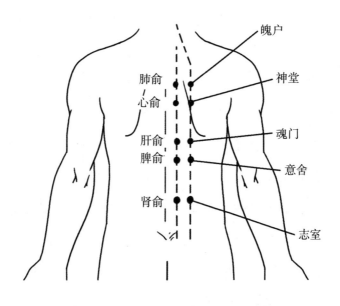

图 36　五脏背俞穴

"肺俞穴"旁开 1.5 寸是"魄户穴"；"心俞穴"旁开 1.5寸是"神堂穴"；"肝俞穴"旁开 1.5 寸是"魂门穴"；"脾俞穴"旁开 1.5 寸是"意舍穴"；"肾俞穴"旁开 1.5 寸是"志室穴"。

中医讲：心藏神、肺藏魄、肝藏魂、脾藏意、肾藏志，看看这五个穴位的名字，各中道理大家自己去理解吧！通过刺激背部膀胱经可以起到保养五脏六腑的作用，捏脊是最简便、直接、有效的方法，就看你能不能坚持！

肾经自我疏理

肾经循行路线

足少阴肾经（图 37）主要分布在下肢内侧后缘及胸腹第一侧线：①从脚小趾下边开始；②斜向脚底心，出于舟骨粗隆下，沿内踝之后，分支进入足跟中；③上向小腿内，出腘窝内侧，上大腿内后侧；④通过脊柱，属于肾，络于膀胱；⑤从肾向上，通过肝、膈，进入肺中；⑥沿着喉咙，夹舌根旁；⑦从肺出来，络于心，流注于胸中，接手厥阴心包经。

肾经的循行路线入腹腔后依次经过肝、肺，而后接心包。肾属水，五行的相生原则是水生木。中医的"乙癸同源"其实说的就是肝肾同源，因为"乙"指肝，"癸"指肾，因此有的人肝血不足时，则可通过补益肾精来治疗。如果人患有肺部疾病，日久也会导致肾病，"久咳伤肾"道理就在这，耗肺气的同时也消耗了肾经之气。心肾相交，指肾中之水可以上济心火，心中之火可以下温肾水，使人心神平和，不急不躁。这些功能都可通过经络的联系而实现。

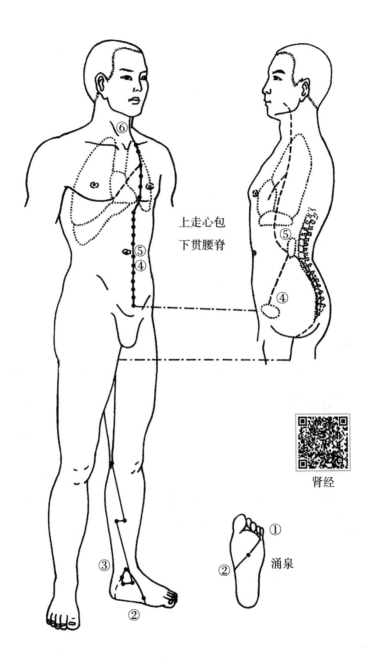

上走心包

下贯腰脊

肾经

① ② 涌泉

图37　肾经循行图

探查部位、手法及感受

拇指或食指顺着跟腱内侧向下轻推至骨头处停住不动，按揉"大钟穴"1分钟，会有刺痛的感觉，说明肾经堵塞，可以调理尿频、尿急、腰酸、咽痛的症状。

"水泉穴"为肾经的郄穴，为肾之气血所深集之处。点揉内踝尖与足跟尖连线的中点处，逐渐增加力度。如果肾气弱，有尿频、尿急、手脚凉的人，此处会刺痛难忍，初次按揉后可能有红肿，勿惊慌。

"照海穴"在"水泉穴"的斜上方，踝骨的骨缝里。仔细观察，你会发现内踝尖、足跟尖、水泉穴、照海穴四点一线。点揉照海穴时会有酸、胀、痛的感觉，对于缓解咽喉干痒见效很快。

"然谷穴"在足舟骨粗隆下方凹陷中，用手掌在脚踝内侧轻轻抚摸，在内踝尖前下方可以感触到一块凸起的骨头，这就是舟骨粗隆，将同侧手的拇指放在骨头下缘来点揉，多数人酸痛感明显，要坚持按揉疏通（图38，表9）。

主要调理疾病

各类肾病，腰酸怕冷，肾气弱，小腹冷痛，月经不调，失眠多梦。

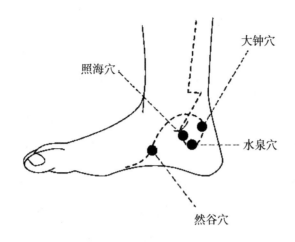

大钟穴

照海穴

水泉穴

然谷穴

图38 肾经易堵塞穴位

表9 肾经探查路线、穴位及位置

探查路线	穴 位	位 置
肾经内踝路线	大钟穴	足内踝尖与跟腱连线中点下 0.5 寸，跟骨上缘
肾经内踝路线	水泉穴	足内踝尖与足跟尖连线的中点
肾经内踝路线	照海穴	足内踝尖与足根尖连线上，足内踝下缘凹陷中
肾经内踝路线	然谷穴	足舟骨粗隆下方凹陷中

实践经验分享

1. 水泉穴的妙处：缓解尿频

一位朋友带着她的女儿来找我调理，女孩 17 岁，舌象、脉象都显示阳虚，有寒。问其喜好，不敢吃凉、怕冷。痛经、手脚冰凉，体内寒气之重不是一朝一夕所致。问其原因，从小由外祖母带大，冬夏都光着脚在地板上跑来跑去，大了之后贪食寒凉之物。当时见面是傍晚，我无意间让她喝点水，她妈妈马上说：这孩子有一个最大的毛病就是晚上不能喝水，即使喝一口水，一夜不知要去多少趟卫生间。

我蹲下身，按了一下她的"水泉穴"，小女孩连连喊疼，两侧皆痛。我让她妈妈回去给她按揉"水泉穴"，同时"肾俞穴"予以拔罐，"关元穴"施以艾灸，又开了点祛寒的成药。她母亲每天坚持帮她调理。1个月后再见到她时，已经面色红润，尿频、腰酸的现象早已消失。

2. 大钟穴调慢性咽炎

慢性咽炎的人由于常用清热利咽的药物，而使阳气减弱，肾中虚寒，此类人群"大钟穴"一般痛不可触。一位朋友的爱人，自称患有慢性咽炎、特别容易"上火"，甚至不能在早点摊前走过，闻到一点油烟就嗓子痛，牛、羊肉、辛辣的绝对不敢吃，相当痛苦。给她把脉，脉沉细无力，舌苔薄白，舌头湿滑，经常手脚冰凉，哪有一点"火"象啊！按揉一下"大钟穴"，痛得直躲。脾经的"太白穴""公孙穴"没什么反应。看来又是一个肾阳不足、阳气虚衰的人，治法以扶阳为主。让她回去按揉肾经"大钟穴"，膀胱经"昆仑穴"，同时"肾俞穴"予以拔罐，又给她开了3剂四逆汤原方。3天后复诊，她高兴地告诉我：前两天"昆仑穴""大钟穴"都肿了，痛不可触，今天好多了，手脚已有温热感，好久没有这样的感觉啦，重要的是嗓子基本不痛。给她持续调理了一个月，"咽炎上火"的现象就消失了。

给大家提个建议，咽部如果真的有火，嗓子会红肿热痛，如果舌头一派寒象，手脚发凉，绝对不能用清热泻火的方法，误用清热泻火只会越治越重。

探查、疏通肾经的易堵塞穴位

按揉然谷穴、大钟穴、水泉穴、照海穴，在疼痛的穴位处按揉，每次按揉 2～3 分钟，每天按揉 2～3 次，坚持 1 周，痛感会消失。

闲聊肾脏养生

肾为先天之本，肾藏精，主骨生髓，精髓充盈则志强而骨坚。肾主水，司下焦之开阖，又主纳气。肾精受于先天，为生殖之源，肾气由肾精而化，为人身诸气之根，是生长发育的原动力，故称肾为"先天之本"。

《素问·上古天真论》曰："丈夫八岁肾气实，发长齿更；二八，肾气盛，天癸至，精气溢泻，阴阳和，故能有子……五八，肾气衰，发堕齿槁……"这突出说明了肾中精气对人体生长发育、生殖的主持作用。

当肾阳不足时，人会手足冰冷、腰膝酸软而痛、女子宫寒不孕、畏寒肢冷。肾阴虚时，腰膝酸痛，失眠健忘，潮热盗汗，男子遗精早泄，女子经少，肾气不固时，小便频数，淋沥不尽或遗尿。

《素问·金匮真言论》曰："北风生于冬，其病在肾，俞在腰股。"寒邪最容易伤害的脏器是肾，除了有上述的症状外，还可有腰和股的损伤，就是现在常见的腰椎间盘突出和股骨头坏死，这两种病说到底是肾气受损、肾精不足所致。过去古人受寒是在冬天，今人受寒大多是在夏天，穿的很少，但室内空调温度调得又低，加上有条件吃进很多寒凉之品，真是"内忧外患"。从古人的忠告看，避寒是养护肾精的好方法，虽然膀胱经可以保护肾免于寒气所伤，但持续性的损伤，早晚会伤肾气。

纵欲过度可以直接耗散肾精。古人讲，冬天要闭藏，这里不仅要求身体注意保暖，也要求我们要固藏好肾精，少消耗是很好的办法。中医讲任何事情都不要过度，没有绝对的好与绝对的坏。中国的民族文化是"和合文化"，中医也不例外，处处强调适合，所以中医不提倡禁欲，但倡导适度。现代人常常开着空调过夫妻生活，无异于雪上加霜。请记住欠身体的债早晚要还。

心包经自我疏理

心包经循行路线

手厥阴心包经（图 39）主要分布在上肢前面中间：①从胸中开始，浅出属于心包，通过膈肌，经历胸部、上腹和下腹，络于三焦；②沿胸内出胁部；③当腋下 3 寸处向上到腋下；④沿上臂内侧，走上臂中间；⑤进入肘中，下向前臂，走两筋之间；⑥进入掌中，沿中指桡侧出于末端；⑦从掌中分出，沿无名指出于末端，接手少阳三焦经。

《灵枢·经脉》曰："起于胸中，出属心包，下膈，历络三焦"。"历络三焦"是心包经暗行之路，也体现了心包与三焦的表里关系。从心包经的起点位于胸中，乳头旁边看，心包经不仅可以保护心脏，同时它的畅通可以保护乳腺健康。

探查部位、手法及感受

仰掌，曲肘成 90°，用另一手大拇指指间关节沿肱二头肌中线由上轻敲至肘关节，在肱二头肌起端会有强烈痛感，这个痛的位置就是"天泉穴"。有人按揉一会就出痧，不用担心，如果痛感明显要轻轻地揉。预防心脏病、女性乳腺增生需要经常探查、疏通这里。有人在探查、敲揉的同时会打嗝、排气，这是身体在恢复的过程中自动排解过往积累的郁气，属于正常现象。

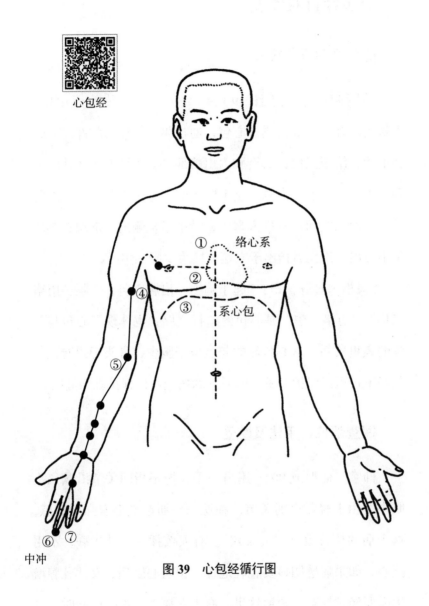

心包经

① 络心系

②

④

③ 系心包

⑤

⑥ ⑦

中冲

图 39　心包经循行图

"天泉穴"是心包经在肱二头肌上段的堵点，其实肱二头肌下端与肌腱的结合部也容易拥堵，敲击肘横纹上2寸，僵紧、疼痛的感觉非常明显，由于此处没有标记穴位，姑且称为"肘上二寸"。与之对应，肘横纹下2寸，称为"肘下二寸"。

注：个别人在肱二头肌中段还有痛点。

在敲揉探查心包经前臂部分时，我发现肘下两寸的位置常有疼痛，将这个无名之处，也设为了心包经的常见堵点。当我们疏理心包经上臂的堵点后，可以敲揉此处探寻，如疼痛则坚持按揉至不痛。

有心脏疾病或隐患的人，可以以拇指按压"郄门穴"，若此处有痛感并向上传导，需要按揉疏通。此穴位是心包经的郄穴，有救急的作用，可以缓解其心慌、胸闷症状（图40，表10）。

主要调理疾病

心慌气短，胸满憋痛，失眠乏力，冠心病，高血压等。

实践经验分享

别在心脏病发作时才想起疏理心包经

接触很多中年朋友，没有任何的不适，他们的心包经却有堵塞的情况，疏通心包经意义重大。前年夏天一位男性朋

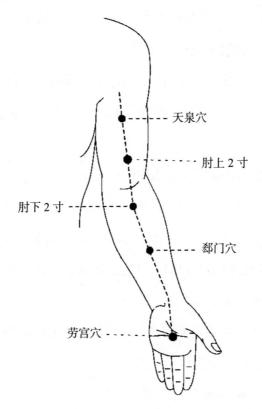

图 40　心包经易堵塞穴位

表 10　心包经探查路线、穴位及位置

探查路线	穴　位	位　　置
心包经上臂路线	天泉穴	腋前纹头下 2 寸（3 指宽），肱二头肌长短头之间
心包经上臂路线	肘上 2 寸	肘横纹上 2 寸，肱二头肌下端
心包经前臂路线	肘下 2 寸	肘横纹下 2 寸（三指宽），两筋之间
心包经前臂路线	郄门穴	腕横纹上 5 寸，两筋之间
心包经手掌路线	劳宫穴	手掌二、三掌骨之间。握拳，中指指尖处

友，40 岁，体胖，中午生气后情绪一直不稳定，下午 3 点多突感胸闷、气短，我碰巧到访，赶上了，于是和家人一起把他轻放到地板上平躺，马上用拇指按揉他的左"郄门穴"，有痛感但不明显，我立即探查"天泉穴"，刚敲了两下，他立即喊痛，我知道问题找到了，于是轻轻地按揉此处，循序渐进，力度逐渐加大，不一会他长出一口气，说心不那么慌了，又给他揉了 5 分钟，心包经在肱二头肌段的路线已经出痧了，再摸脉搏，心率 85 次 / 分，节律很好。接着我让他坐起来，在后背的"厥阴俞""心俞"两穴点按，他已经谈笑风生了。

心脏病一发作就是急病，希望大家平时多关注心包经、心经，不要临时抱佛脚。一般人遇到心脏病突发，手忙脚乱不说，要是抢救不及时，后果不堪设想。如果能通过经络疏理，自己将隐患消除于无形，那么实际意义就更大了。现实生活中遇到心脏病急性发作的情况请马上拨打急救电话，听从医生指导，自己别盲目处理，以免出现意外。

探查、疏通心包经的易堵塞穴位

按揉、敲击天泉穴、肘上 2 寸、肘下 2 寸、郄门穴、劳宫穴，在疼痛的穴位处按揉，每次按揉 2～3 分钟，每天按揉 2～3 次，坚持 1 周，痛感会消失。

闲聊心包养生

心包能够"代心受过，替心受邪"，即外邪侵犯人体时它要替心去承受侵袭。保持心包经畅通可以保护心脏，但心包还有其他的作用，我们看心包经的起点穴位是"天池"穴，位置在第4肋间隙，乳头外1寸处。许多乳腺增生、乳腺癌的肿块就在此处。乳腺增生和乳腺癌在中医看来属于气郁所致的郁结，为什么与心包有关系呢？

我们知道心包与三焦相表里，如烦躁、易怒不仅伤肝，郁气也会在三焦经兴风作浪，乳腺癌患者的前期常有莫名烦躁、易怒、耳鸣、偏头痛的情况，三焦主表，心包在里，当郁气在三焦没被化解，自然向内侵入心包经，先影响心包的气血运行，逐渐产生瘀滞，最终造成有形之肿物。所以有乳腺增生之人探查心包经时，"天泉穴"会立即疼痛难忍。

另外我们还应关注"膻中穴"。"膻中穴"是心包经的"募穴"，募穴是脏腑之气在胸腹部聚集的地方，位置在胸骨上，两乳头之间，操作起来非常方便。生气后立即中指点揉此穴，顺时针49下，再逆时针49下，如果痛感明显，再轻轻按揉，即可宽胸解郁，打嗝排气。

三焦经自我疏理

三焦经循行路线

手少阳三焦经（图41）主要分布在上肢后面中间：①起于无名指末端，上行小指与无名指之间；②沿着手臂，出于前臂外侧两骨之间；③向上通过肘尖，沿上臂外侧，向上经过肩部；④交出足少阳胆经的后面；⑤进入缺盆，分布于膻中，散络于心包；⑥通过膈肌，遍布于上、中、下三焦；⑦从膻中上行，出锁骨上窝；⑧上向颈旁，连系耳后；⑨直上出耳上方，弯下向面颊，至眼下；⑩另一支脉从耳后进入耳中，复出走耳前，经过上关前，交面颊，到外眼角接足少阳胆经；⑪三焦与足太阳膀胱经的委阳脉气相通。

探查部位、手法及感受

前臂微曲，掌心向下，另一只手的小指掌指关节沿前臂背面正中线从肘至腕轻轻敲打，在肘关节下2寸的"四渎穴"有强烈痛点。多数人左侧痛于右侧。三焦经像一个情绪感应器，若经络畅通，堵塞点便没有疼痛；一旦有情绪波动、烦躁发怒，再探查此穴立即会有反应。

如果有心烦、耳鸣、易怒口苦的情况，但"四渎穴"没有痛感，就像其他经络那样向上探查。在手臂外侧紧贴肱骨

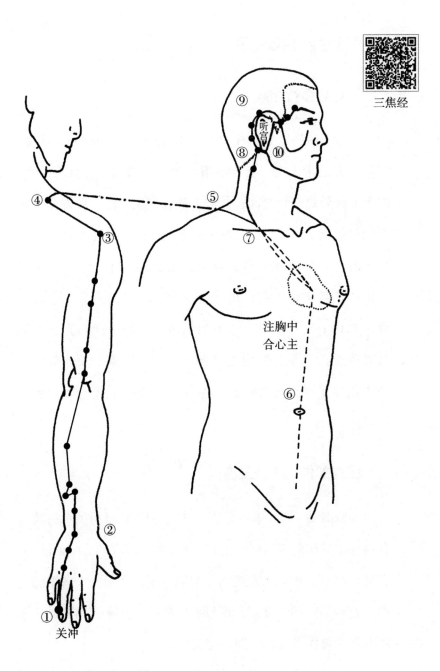

图41　三焦经循行图

中点处的"消泺穴"有痛感，会越敲越痛，甚则难以忍受。"消泺穴"是肱骨与肱三头肌之间的连接处，所以按揉松解时会很痛，疏理后常有红肿出痧的现象，莫大惊小怪，欠了身体的债，迟早要还，红肿慢慢就消失了。

标准经络图的"翳风穴"在耳垂下方的凹陷中，此处针刺更方便，按揉时我用耳后高骨下端后缘的"完骨穴"来替代，有偏头痛、一侧耳鸣时此处会痛不可触，当穴位处的痛感下降后，症状就会缓解。

与"翳风穴"平行，还有两个带"风"字的穴位：督脉的"风府穴"、胆经的"风池穴"，这3个穴位是头项结合部，是阻止风邪的一道屏障。所以感受寒邪，这3个穴位就会有异常反应。点揉"翳风穴""风池穴"疼痛，说明此处有积寒，要忍住疼痛，持续按揉至不痛为止。

"角孙穴"是最容易自我找到的穴位，耳郭向前一折，耳尖处即是。这个穴位要经常点揉，消除疼痛。有人初次点揉时皮下可能有脂肪粒的感觉，据说这种情况可增加中风的概率，忍住疼痛点揉三五天，皮下的疙瘩即会消失。

"角孙穴"还有个特殊的作用，灯火灸法常选它为主穴，主治小儿惊风、昏迷、搐搦、窜视诸病，现代常用于治疗小儿腮腺炎。取一根10厘米左右长的灯心草或纸绳，蘸取植物油并使之浸渍寸许，点燃起明火，以快速动作对准穴位，一触即离，可听到一声清脆的"叭"响，即告成功，如无响声，要重复施灸一次。灸后皮肤稍有微黄，偶然也可起小水疱。视病情轻重而采用每日 1 次，2 日 1 次或 1 周 1 次，《幼幼集成》称此法为"幼科第一捷法"，如病情紧急，手边无灯心草、草绳，可用火柴点燃替代，效果也很好。需要注意的是当火柴点燃后不要马上施灸，应让其自燃片刻，当火燃到梗的中段后，去掉烧残的火柴头部，以正燃着的火柴棒对准穴位焠灸。对于腮腺炎的治疗双穴同时灸，发病越早期灸治，效果越好（图 42 和图 43，表 11 ）。

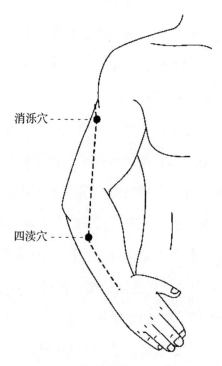

图 42　三焦经易堵塞穴位（一）

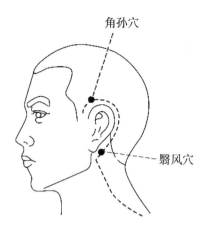

角孙穴

翳风穴

图 43　三焦经易堵塞穴位（二）

表 11　三焦经探查路线、穴位及位置

探查路线	穴 位	位 置
三焦经前臂路线	四渎穴	前臂背面正中线，肘横纹下 2 寸（3 指宽）
三焦经前臂路线	消泺穴	上臂外侧中点处，肱骨下缘
三焦经颈部路线	翳风穴	耳后高骨下端后缘（实际是胆经完骨穴）
三焦经头部路线	角孙穴	折耳郭向前，当耳尖直上入发际处

特别说明：四渎穴标准经络图中的定位在肘尖下方 5 寸，但此处痛感不明显，根据实践，三焦经在肘关节横纹下 2 寸的位置痛感明显，所以借用"四渎穴"的名字定位肘下 2 寸。

主要调理疾病

烦躁，易怒，偏头痛，一侧耳鸣，肾虚等。

实践经验分享

1. 调理偏头痛可以找三焦经

一次遇到一位男士，40多岁，做行政工作，身材魁梧，左侧偏头痛半年，十分痛苦，询问发作时间是否有规律性，他猛然想起每晚9点疼痛加剧，11点多睡着了也就不知道疼不疼了。偏头痛半年，居然对这么规律性的信号都视而不见，看来我们普通人太应该普及健康知识了。

和平时一样，我直奔左侧"四渎穴"而去，两下，他痛苦地咧嘴："能轻点吗？"我说："没用力呀，不信你自己试试。"教他右手握空拳小指掌指关节轻敲，两下后，他对我笑笑，"你确实没用力"，我说："你自己敲、揉，我指导"。看着他怀疑的目光，我对他说："你平时脾气不好，偏头疼都是平时那些郁气闹的"，他不好意思地笑了。在他自己的努力下，10分钟左右，左臂痛点处肿了起来，我向他解释这是经气受到引导正在努力撞击堵塞点所致。他信服地点点头，嘱咐他晚9点再自己疏理10分钟。第二天上午，这朋友来电话了："我服了，没想到经络这么神奇，昨晚还有一点点痛，不过只持续了一会，但和以前比起来是微不足道啊，我是彻底相信中医啦！老弟我想和你学学。"现在他也是忠实的中医迷了，常为同事调理调理，被昵称为"某某大夫"。

2.耳鸣不一定是肾虚

去年夏天，一位朋友来京，闲聊中得之受耳鸣之苦1年余，平时耳朵不响，晚上睡觉时头一挨枕头，里面像有一只蜜蜂嗡嗡鸣叫，叫得心烦，严重影响睡眠。摸了脉，肾气不虚，询问得之其一年来事业发展十分不顺利，我开玩笑说，你的耳鸣是愁出来的。我拖住他的胳膊开始探查"四渎穴"，左侧痛不可触，右侧不明显，于是我告诉他左耳耳鸣，他惊讶地看着我说："士别三日当刮目相看啊"，我听了表扬，自然心情舒畅，集中精力为他疏理，并对他说："今晚你就能好"。他说："你就吹吧。"边敲边揉，10多分钟过去了，左前臂又红又肿，他感到不可思议，我一边给他讲一边告诉他晚上别饮酒，早点休息，准备体会神奇吧，他半信半疑。第二天上午，一见面问他昨晚休息的如何，他笑着说，这么长时间来，都是躺下一两个小时才能睡着。昨晚耳朵没叫，上床一会就睡着了。他问我，他夫人那里（四渎穴）是否会疼？哪个穴位可以降压？又一个经络爱好者产生了。

很多女性三焦经会有强烈反应，尤其是进入更年期的女性朋友，更易有偏头疼、耳鸣、烦躁等情况，建议你们常疏理三焦经、肝经，寻找堵塞点，自己动手进行疏理会手到症除，相信自己吧！

探查、疏通三焦经的易堵塞穴位

按揉四渎穴、消泺穴、翳风穴、角孙穴，在疼痛的穴位处按揉，每次按揉 2～3 分钟，每天按揉 2～3 次，坚持 1 周，痛感会消失。

闲聊三焦养生

《素问·灵兰秘典论》曰："三焦者，决渎之官，水道出焉"。《难经·六十六难》曰："三焦者，原气之别使也，主通行三气，经历五脏六腑"。三焦关系到饮食水谷受纳，消化吸收，输布排泄的全部气化过程。

在人体内暂时还不能确定三焦的具体位置，也许我们从三焦的名称上能窥出端倪。按部位分三焦指上焦、中焦、下焦，暗喻天、地、人，自然有调节一身水、气的运行作用。老子说："道生一，一生二，二生三，三生万物。"三焦为什么称作"三焦"而不称为"二焦""四焦"，也说明了三焦的重要。所以不论治疗身体何种异常，都应该配合选用三焦经的穴位。

现在还有一种说法，认为三焦的功能主要是调节体内各种激素的分泌，比如上焦对应的脑垂体、甲状腺等；中焦对应胰腺；下焦对应肾上腺，我认为有道理。因为我遇到的甲状腺患者、糖尿病患者的三焦经不仅探查时有阻滞，并且个个痛不可触。

情绪异常的人，三焦经一定会有反应。我们知道气大伤身，遇事能放得下、不生气或不真生气不是我们这些凡夫俗子能做到的，所以如何化解怒气对身体的影响就很重要。很多人都知道生气后应马上疏理肝经、按揉膻中穴，其实最快给身体信号的是三焦经。平时三焦经畅通的人，可能疏理三焦经的"四渎穴""消泺穴"都正常，只要你一生气，这两个穴位马上会有反应，轻敲几下就会痛不可触。这时耐心把堵点疏通好，体内的郁气也就排解掉了，防患于未然。

胆经自我疏理

胆经循行路线

足少阳胆经（图44）主要分布在身体的侧面：①从外眼角开始，上行到额角，下耳后，沿颈旁，行手少阳三焦经之前；②至肩上向后，交出手少阳三焦经之后；③进入缺盆；④从耳后进入耳中，走耳前，至外眼角后；⑤从外眼角分出，下向大迎，会合手少阳三焦经至眼下；⑥向下经过颊车，下行颈部；⑦会合于缺盆，由此下向胸中，通过膈肌，络于肝，属于胆；沿胁里，出于气街绕阴部毛际；⑧横向进

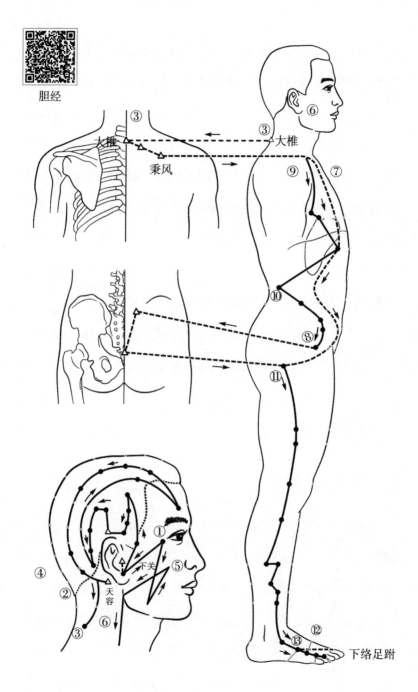

胆经

大椎　③　　　③　大椎　⑥
秉风　　　　　　　　⑨　⑦
　　　　　　　　　　⑩　⑧
　　　　　　　　　　⑪
下关　⑤
④　　①
②　天容
③　⑥
⑬　⑫　下络足跗

图 44　胆经循行图

158

入髋关节部；⑨从缺盆下向腋下；⑩沿胸侧，过季胁，向下会合于髋关节部；⑪由此向下，沿大腿外侧，出膝外侧，下向腓骨头前，直下到腓骨下段，下出外踝之前；⑫沿足背进入第4跖骨外侧；⑬从足背分出，进入大趾趾缝间，沿第1、2跖骨间，出趾端，回转来通过爪甲，出于趾背毫毛部，接足厥阴肝经。

胆经的循行路线是身体的侧面，所以两胁胀痛、腿部外侧的疼痛与胆经有直接关系。

探查部位、手法及感受

探寻"肩井穴"时，对侧手微握拳，用小指的指间关节轻敲肩部最高点，初次探查很疼痛，痛点处即是"肩井穴"。有人轻敲一会手臂会累，这时可将手掌置于痛点，四指向手掌方向发力，将"肩井穴"反复捏拿，每次捏拿10下，每天3～5次，坚持1周，肩井穴痛感消失，肩部肌肉会变软。

肩井穴会经常疼痛，因为这里是躯体的最高点，受重力的影响气血向上供应有难度，经常气血不足，久之局部肌肉失养板结僵紧。而此处僵紧也会影响气血向头部的供应，所以有人坚持把肩井穴捏软，突然发现头清目明了。

正坐位，用同侧的拇指指间关节沿着胆经大腿外侧中线一直敲向膝盖3～5遍，多数人在中下段的"风市穴"发现强烈痛点，胆经既容易存郁气，也容易受寒，所以疏理此穴能理气、排寒。一般情况下3～5天痛感可消失。

"阳陵泉穴"在小腿外侧，当腓骨小头前下方凹陷处，此穴是胆经的重要穴位，本书初版时没有将它作为"易堵点"总结出来，这是因为在胆经无异常或有小隐患的时候，此穴反应不明显。如果胆经郁气明显或有胆囊疾病时，敲、点此穴会有明显反应，这时可在痛点处敲揉疏理来缓解症状。治疗胆囊炎还有一个经外奇穴"胆囊穴"，在"阳陵泉穴"直下1～2寸，寻找最痛点，对于急性胆囊炎缓解疼痛效果显著，对于慢性胆囊炎患者，可在平时探查此处，如有疼痛则敲揉疏通之，避免急性发作。

疏理完上端的易堵塞穴位，再用同侧的拇指指间关节，轻敲"悬钟穴"附近3分钟，此穴反应会强烈，甚至在疏理后会出现结节，需按揉三五次将结节按揉开即可。（备注：标注经络图的悬钟穴在腓骨后缘，根据我的经验，腓骨前缘处在探查时反应更强烈，故用此定位）

胆经严重不通出现耳鸣、偏头痛等者，可食指立起来，放在足面外侧中部4、5趾骨分叉处的"足临泣穴"，轻轻点揉，开始可能会痛不可触，需坚持按揉（图45和图46，表12）。

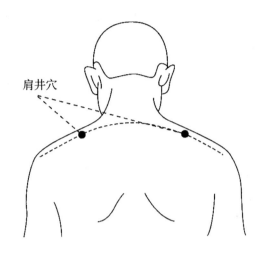

图 45　胆经易堵塞穴位（一）

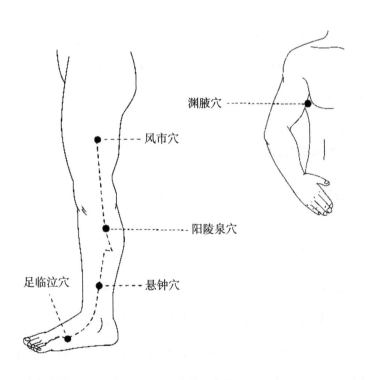

图 46　胆经易堵塞穴位（二）

表12　胆经探查路线、穴位及位置

探查路线	穴位	位置
胆经肩部路线	肩井穴	大椎穴与肩峰连线中点
胆经腋下路线	渊腋穴	腋中线上，腋下3寸，第4肋间隙中
胆经大腿路线	风市穴	直立双手并拢在大腿外侧，中指尖下
胆经小腿路线	阳陵泉穴	膝关节外侧，腓骨头前下方凹陷中
胆经小腿路线	悬钟穴	外踝尖上3寸（4指宽），腓骨前缘
胆经足面部	足临泣穴	第4趾骨与第5趾骨交汇分叉处

注：在疏理胆经的同时，会出现打嗝、排气等现象，有的人第2天大便会呈黑色，这是因为胆经瘀毒经肠道排出，无须惊慌，过几日也就没事了。

主要调理疾病

胆囊疾病，口苦，易怒，心慌，易醒，偏头痛等。

实践经验分享

1.利胆、排寒、补肾、降压，悬钟穴一专多能

早期研究胆经常见堵点的时候，我最先找的是"阳陵泉穴"，这个穴位是胆经要穴，有显性胆道疾病的人按揉此处确实有酸痛感，但很多人此处并不敏感，有点像胃经的足

三里。前年春天在自己身上找到了答案，春气上升，对应在肝胆两经，由于熬夜，自觉口苦，我就在胆经小腿部寻找痛点，结果在左腿外踝上三寸"悬钟穴"的地方找了，开始是一股闷痛，渐渐的痛感越来越强烈，用手一摸居然出现一个结节，身体真是老好人，不管你平时怎么苛待它，它依然为你服务。

一周后那个结节才下去，但口苦的状况早就消失了。我又找了一些朋友来试，结果个个胆气不舒，痛不可触。猛然想起"悬钟穴"又名"绝骨"，这个穴位可大有来头，是八会穴之一（八会穴即中脘、章门、阳陵泉、绝骨、膈俞、大杼、太渊、膻中）。古人用歌赋的形式记下了它们的名称和功能："腑会中脘脏章门、髓会绝骨筋阳陵、血会膈俞骨大杼、脉太渊气膻中存"。悬钟是髓之会，脊髓、骨髓的问题都可以通过此穴调理，中医讲肾主骨生髓，多数高血压是肾气不足而产生的上实下虚型眩晕。疏理"悬钟穴"既增强肾气又利胆气，真是一举两得。

2.祛风散寒，"风市"帮忙

古人认为：风为百病之长。在繁体字"風"字里面有个虫，祖先早就认识到风可以用虫传递疾病，也可以用虫传递花粉。故有风可利万物亦可害万物之说。如果风中挟寒、挟湿，背后的致病力量就更强大了。所以有人一觉醒来口眼㖞斜，原来是被风扇、空调吹着了。《素问·上古天真论》曰：

"虚邪贼风，避之有时"。

再看这六个穴位，"风府穴""风池穴""翳风穴"在头项结合部，风邪易由此入脑；"风门穴""秉风穴"在肩胛，风邪易由此袭肺。只有"风市穴"在下肢，我们说过，古人不会随意给穴位定名，胆经受寒，风寒之邪就潜伏在此穴。胆经在半表半里，清除胆经之寒，避免由此侵入五脏，坚持疏理"风市穴"是必须的功课。

探查、疏通胆经的易堵塞穴位

敲击、按揉肩井穴、渊腋穴、风市穴、阳陵泉穴、悬钟穴、足临泣穴，在疼痛的穴位处按揉，每次按揉2～3分钟，每天按揉2～3次，坚持1周，痛感会消失。

闲聊胆的养生

疏理胆经可以增强胆汁分泌，有助消化，更主要的是，能够舒解肝脏的郁结。《素问·六节藏象论》曰："凡十一脏，皆取决于胆"。可见胆经的重要，但如果胆经的作用仅限于此，那就太小看足少阳经了。

《素问·阴阳离合论》曰："是故三阳之离合也，太阳为开，阳明为阖，少阳为枢。"门户的作用大家都熟悉，门能够开阖，靠什么起作用？它靠枢（门轴）的作用。在阳门里，太阳的作用是负责开，"太阳为开"指的就是这层意思。随着太阳主开功能的启动，阳门打开了，阳气得以逐渐升发释放出来。这个在自然界就表现为万物逐渐发陈、蕃秀，而在人体呢？阳气的作用得到发挥，人们精力旺盛地工作，生活，学习。

但是太阳老是开着，一直处于升发释放的状态，老工作不睡觉不休息是不行的，开到一定阶段，就有一个关闭的机制，将阳门逐渐关闭，使升发释放的过程减弱下来，这就是阳明经的阖。一个开一个阖，它靠什么来转动呢？靠枢机来转动。所以太阳的开，阳明的阖，就要靠少阳枢机的作用。"少阳"为枢指的就是这层意思。

少阳的枢机机制正常，保证该开的时候让阳气得以释放、升发，该关的时候让阳气收藏、贮存，保证人体与四时相应，所以胆经对人体实在是重要。

胆和肝是表里关系，肝胆相照是一句常用的成语，意思为互相支持、互相理解，风雨同舟。讲一个生活中的例子看一下现实生活中的胆对肝有多么重要。曾经听说这样的事，20世纪70年代，条件艰苦，没有冰箱等保鲜设备，猪下水在炎热的夏季很容易变质，为了防止猪肝变质，在卖出猪肝前，胆是保留在上面的，直到顾客买走时再把胆切掉。有这个胆在，猪肝可以保持一天不变质。看来人也一样，为了护肝别一激动就把胆摘了。

按照子午流注，夜里11时至凌晨3时是气血在胆、肝两经循行的时间，也就是说，这时肝、胆的功能最旺盛，此时它们的主要工作是进行血液的新陈代谢，推陈致新。如果这个时间人没有休息，而在熬夜的话，胆、肝不仅不能做本职工作，还要拿出能量支持我们，这个能量是备用能量。所以总熬夜的人肝火旺，这是假象，是透支。

养肝护胆，既要疏通经络，还要注意休息，这也说明起居对健康的重要，归根到底，健康与否还是取决于自己。佛家讲："菩萨畏因，凡夫畏果"，总想着身体出问题后再治，其实很愚蠢。

肝经自我疏理

肝经循行路线

足厥阴肝经（图47）主要分布在下肢内侧的中间：①从大趾背毫毛部开始，向上沿着足背内侧，离内踝一寸，上行小腿内侧，离内踝上8寸交出足太阴脾经之后；②上经腘内侧，沿着大腿内侧；③进入阴毛中，环绕阴部；④至小腹，夹胃，属于肝，络于胆；⑤向上通过膈肌，分布胁肋部；⑥沿气管之后，向上进入喉头部，连接目系；⑦上行出于额部，与督脉交会于头顶；⑧从目系下向颊里，环绕唇内；⑨从肝分出，通过膈肌，向上流注于肺，接手太阴肺经。

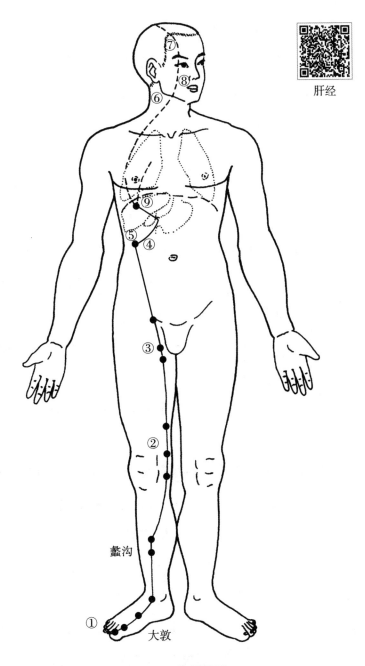

肝经

图 47　肝经循行图

肝经的循行路线③说明，肝对生殖器官的作用，而路线⑥则告诉我们肝和目有关系，肝开窍于目，熬夜后，肝血不足的表现是晨起眼干目涩。路线⑦说明，巅顶头痛和肝有关系，原来都是有经络相通的。

探查部位、手法及感受

"期门穴"在乳头直下第 6 肋间隙，男性的乳头刚好在第 4 肋间隙，往下数，用中指尖敲点第 6 肋间隙。轻敲几下，如有异常，即有痛感，敲揉、点按均可。女性特殊的生理结构可能挡住了期门穴，女性可以在乳头直下，乳房下缘的位置按揉、轻敲，按揉时疼痛、打嗝都属于正常，如果要疏肝理气，应坚持疏通这里。

正坐位双脚着地，用同侧小指掌指关节或对侧拇指的指间关节垂直发力敲击大腿内侧中线，3～5 遍后，膝关节上方一掌宽的"阴包穴"会有强烈痛点，严重者痛不可触，局部异常僵紧。阴包穴是肝经的重要堵点，"有诸内必形于外"，阴包穴的僵紧说明肝气郁结，人容易紧张焦虑。

很多爱好经络的朋友常发现按揉"太冲穴"时，没有明显的痛感，但身体却有肝火亢盛的反应，这是"阴包穴"堵塞，使肝气不能流注到"太冲穴"，肝气郁结在上，下面自然没有反应。所以当把"阴包穴"疏理好时，再按揉"太冲穴"才会有感觉，此时再疏理好"太冲穴"，整个肝经的气即可顺畅、调达。

　　"太冲穴"的简单取法是在脚面最高点，大趾与第2趾分叉处的凹陷中。自我操作时用食指向脚踝方向勾住此处然后点揉，如果有痛点可以用拇指向下点揉至趾蹼处的"行间穴"。此穴可泄肝火改善情绪异常、烦躁口苦、凌晨1—3点易醒等症（图48和图49，表13）。

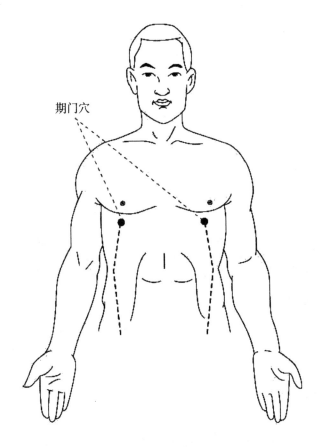

图48　肝经易堵塞穴位（一）

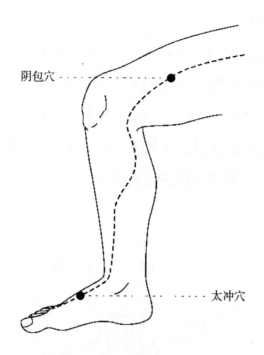

图 49　肝经易堵塞穴位（二）

表 13　肝经探查路线、穴位及位置

探查路线	穴　位	位　　置
肝经胸部路线	期门穴	乳头直下，第 6 肋间隙处
肝经大腿路线	阴包穴	屈膝，大腿内侧膝关节上 4 寸处
肝经足背部分	太冲穴	在足背第 1、2 跖骨结合部之前凹陷中

主要调理疾病

巅顶头痛，眩晕，高血压，烦躁，易怒，月经不调，乳

腺增生等。

实践经验分享："肝气在左"体现中华大智慧

多数人左侧肝经堵塞穴位痛于右侧的，在实践中个别深度思考中医的朋友会问我这个问题，我思考了很久，后来在一位朋友的点拨下悟明白了。

祖先的智慧总是让人肃然起敬。太阳由东方升起，西方落下，当我们面向正午的太阳站立时，东方在我们身体的左侧，西方在我们的右侧。祖先认为"气"像太阳一样从东方升起、西方落下，简称：左升右降。好比东方生发之气将地上的水推动到天上汇集成云，西方之气又将天上的云降下来而为雨。东方与肝相应，西方与肺相应，所以祖国医学有肝气在左的说法，体内气的循环也遵循着自然的原则，肝主气的生发、肺主气的肃降。只有把手收回来才能更有力的把拳打出去，体内水、气的循环顺畅调达，对身体健康意义重大。

左侧"阴包穴"痛感强烈这是气的生发出现了障碍，同时肃降也会有问题，肺主导体内气的降，所以右侧肺经的"孔最穴"往往会痛于左侧。所以人们在疏通肝经、肺经后会有一种心情顺畅的感觉，看什么心里都阳光了，不信你试试。

探查、疏通肝经的易堵塞穴位

敲击按揉期门穴、阴包穴、太冲穴，在疼痛的穴位处按揉，每次按揉 2～3 分钟，每天按揉 2～3 次，坚持 1 周，痛感会消失。

闲聊肝脏养生

《素问·灵兰秘典论》曰："肝者，将军之官，谋虑出焉。"肝的主要生理功能是主疏泄，主藏血。所以肝是能屈能伸的器官。

肝主疏泄，疏泄代表肝的柔和舒畅的状态，既不抑郁也不亢奋，从而使全身脏腑组织的气机保持运动的平衡协调。

肝主藏血，指肝脏具有贮藏血液和调节血量的功能。休息和睡眠时，机体外周的血液需要量相应减少，大量血液就归藏于肝。《素问·五脏生成》曰："故人卧血归于肝。"有人常常易醒、梦多且醒来记不住，这是肝血不足的表现，需要养肝血，这样安神才有作用。

肝失疏泄就会发生抑郁或亢奋的病变，抑郁时见郁闷不乐，情绪低沉，胸胁胀满，多疑善虑。疏泄太过则情志亢奋，烦躁易怒，甚则头晕目眩。有肝郁气滞的女性，月经开始两天常有要来又下不来的感觉，憋得十分难受，心情很烦躁，这种情况应该早点疏肝理气，要是憋出其他毛病可就后悔莫及了。

《尚书·洪范》曰："木曰曲直。"凡是植物的东西都有这个曲直之性，人体的筋最重要的就是这个曲直作用。人的四肢为什么能够灵活的屈伸活动？关键就是要靠筋的作用。另一方面，《灵枢·五音五味》曰："宦者去其宗筋，伤其冲脉。"这里宗筋指的就是男性生殖器，宗筋既能曲又能直。现在阳痿的人很多，就是宗筋曲而不直了，这说明肝的疏泄功能出了问题，和肾没任何关系，好比它累了主动休息几天，你就顺应它休息一段时间，就能调整过来了。现在对待这些问题就用壮阳药物，看似有效却是饮鸩止渴，早晚把肝火、肾精透支干净，也就彻底死心了。

"东风生于春，病在肝，俞在颈项"，很熟悉的语言风格，和脾、肾、心、肺一样，肝与自然界相联系的通道在"颈项"，脖子前面称为"颈"、脖子后面称为"项"。因为肝与颈项有关，所以脾气大、易发火的人颈椎就有问题。在临床上，当左关（肝）脉出现弦脉时，这个人的颈椎一定不好。因此，在中医看来，通过疏理肝气是可以改善颈椎功能的，相反，把脖子揉软后好多人发现脾气变好了。

第五章
常见疾病的自我经络辅助调理方案

中医在诊断疾病时需要望、闻、问、切，通过对外在现象、信息的收集，判断身体内在的状态，再对症处理，每种疾病都是身体内在情况在外在的表现。十二条经络直接与脏腑相对应，所以对于疾病，可以采用疏理经络、保持经络的畅通来促进相应脏腑功能的恢复。

下面简单介绍一下常见疾病的经络辅助调理方案，以作为保养之用。每一个病名给出的经络方案中，疏通每条经络的易堵塞穴位即可，如果疾病复杂，涉及的经络较多，可以每天疏理三条，交替进行。此建议为辅助调理方案，如果疾病比较复杂，还请及时就医，辨证论治。

1. 高血压
疏理肝经、肾经、心经、心包经、脾经的易堵塞穴位。
坚持捏脊，捏软肩井穴。

2. 糖尿病
疏理肝经、肾经、脾经、胃经、三焦经的易堵塞穴位。
坚持捏脊。

3. 头痛

偏头痛：疏理三焦经、胆经的易堵塞穴位。

后头痛：疏理膀胱经的易堵塞穴位。

前额痛：疏理胃经的易堵塞穴位。

巅顶头痛：疏理肝经的易堵塞穴位。

4. 口腔溃疡

疏理脾经、心经、胃经的易堵塞穴位。

如果胃寒，艾灸中脘穴。

5. 坐骨神经痛

疏理肾经、胆经、膀胱经的易堵塞穴位。

拔罐：肾俞穴。

艾灸：关元穴。

6. 便秘

疏理大肠经、肺经、脾经的易堵塞穴位。

点揉：大肠俞穴、八髎穴。

艾灸：关元穴、天枢穴。

7. 咳嗽

疏理肺经、肾经、脾经的易堵塞穴位。

刮痧或拔罐：风门穴、肺俞穴。

8. 胃病

疏理胃经、脾经、肝经、心包经的易堵塞穴位。

如果胃寒，艾灸关元穴、中脘穴。

9. 肝病

疏理肝经、胆经、肾经、肺经的易堵塞穴位。

10. 心脏疾病

疏理肾经、心经、心包经、肝经、小肠经的易堵塞穴位。

按揉心俞穴。

拔罐：肾俞穴。

艾灸：关元穴。

11. 痛风

疏理肝经、肾经、小肠、脾经的易堵塞穴位。

拔罐：天宗穴。

艾灸：关元穴。

12. 月经不调

疏理肝经、脾经、肾经、膀胱经的易堵塞穴位。

13. 乳腺增生

疏理三焦经、心包经、肝经、胃经的易堵塞穴位。

14. 尿路感染

疏理肾经、膀胱经、肝经的易堵塞穴位。

15. 感冒初起

疏理肺经、大肠经、膀胱经的易堵塞穴位。

按揉风池穴、肺俞穴。

16. 颈椎病

疏理肝经、小肠经、大肠经、膀胱经的易堵塞穴位。

按揉肩井穴。

拔罐：天宗穴。

17. 凌晨易醒

疏理肝经、肺经的易堵塞穴位。

18. 一侧耳鸣

疏理胆经、三焦经的易堵塞穴位。

19. 中风后遗症

疏理肝经、胃经、大肠经的易堵塞穴位。

20. 甲状腺结节

疏理肝经、大肠经、胃经、三焦经的易堵塞穴位。

21. 肾结石

疏理肾经、膀胱经、肝经的易堵塞穴位。

22. 慢性气管炎

疏理肺经、脾经、肾经的易堵塞穴位。

23. 肺结节

疏理肺经、肝经、脾经、肾经、心包经、心经的易堵塞穴位。

24. 急性胃痛

疏理胃经的易堵塞穴位。

肘窝、心包经路线刮痧。

25. 急性乳腺炎

疏理胃经、小肠经的易堵塞穴位。

26. 更年期综合征

疏理肾经、肝经、三焦经、膀胱经的易堵塞穴位。

27. 慢性盆腔炎

疏理肾经、膀胱经、脾经、肝经的易堵塞穴位。

28. 痛经

疏理肝经、脾经、肾经的易堵塞穴位。

29. 痔疮

疏理大肠经、肺经、膀胱经的易堵塞穴位。

30. 腰椎间盘突出

疏理肾经、膀胱经、胆经的易堵塞穴位。

拔罐：肾俞穴。

31. 腰痛

疏理肾经、膀胱经、肝经的易堵塞穴位。

32. 落枕

疏理小肠经的易堵塞穴位。

按揉落枕穴、捏拿肩井穴。

33. 肩周炎

疏理小肠经、脾经、大肠经的易堵塞穴位。

34. 前列腺炎

疏理肾经、膀胱经、肺经的易堵塞穴位。

35. 阳痿

疏理肝经、肾经、胆经的易堵塞穴位。

36. 早泄

疏理肾经、膀胱经、肝经的易堵塞穴位。

37. 湿疹

疏理肺经、脾经、膀胱经的易堵塞穴位。

38. 荨麻疹

疏理肺经、大肠经、脾经的易堵塞穴位。

颈背部脊柱和两侧膀胱经刮痧一次。

39. 腹泻

疏理大肠经、脾经、肾经的易堵塞穴位。

40. 膝关节肿痛

疏理胆经、胃经、肝经、膀胱经的易堵塞穴位。

41. 慢性胆囊疾病

疏理胆经、肝经、心经、胃经的易堵塞穴位。

42. 慢性鼻炎

疏理肺经、大肠经、膀胱经、胃经的易堵塞穴位。

43. 扁桃体炎

疏理肺经、肾经、膀胱经的易堵塞穴位。

大椎穴刮痧。

44. 口苦

疏理肝经、胆经、肺经的易堵塞穴位。

45. 肋间神经痛

疏理肝经、脾经、胆经的易堵塞穴位。

46. 慢性咽炎

疏理肺经、肾经、脾经的易堵塞穴位。

47. 眼睛干涩

疏理肝经、胃经、脾经的易堵塞穴位。

48. 打嗝

疏理心包经、胃经的易堵塞穴位。

肘窝刮痧。

后 记

坚持经络疏理，把自己培养成
经络敏感人

人生有时真的很奇怪，多年前的我生活还杂乱无章；在人生的道路上还很迷茫；对中医更是没有兴趣，脑子里全是追求名利的妄想。如今我却可以把自己对经络的理解、心得与大家分享，真是不可思议！

因为对中医的兴趣和热爱，我的人生有了新的出路。人体如同人生，身体在出现问题的时候，造物主绝不是只设计一条逃生之路。所以身体除了十二条正经，还有奇经八脉，我们常说的"任督二脉"就属于这个系统。同时在十二正经上还有特定穴，这些穴位也是治疗疾病时的关键点。

1. 五输穴

每条经络在肘膝关节以下有五个和五行相配的穴位，这五个穴位可以调节经气生、长、化、收、藏的状态。例如肺经的尺泽穴，是金经的水穴，金生水，所以此穴补肾效果就很好，肾虚型眩晕的人，此穴会痛感强烈。

2. 络穴

每条经络上都有一个联系表里经的穴位。如胃经的络穴是"丰隆"，胃经通过此处与脾经联系。因此，丰隆穴具有化痰效果的原因就不难理解了。

3. 郄穴

前面讲过郄穴是救急用的穴位，每经一个，阳经止痛效果好、阴经止血有奇效。

4. 背俞穴

俞是通道的意思，五脏六腑在脊柱两侧膀胱经第一侧线上有相应的穴位，比如肝俞穴就是肝与外界相联系的孔窍。

5. 募穴

募有募集、招募的意思，五脏六腑在胸腹部经气聚集之所是本脏的募穴。小肠的募穴就是"关元穴"、心的募穴是"巨阙穴"，刺激募穴也是直接对脏腑起作用，所以针灸治疗如果选募穴和俞穴组合时常称为"俞募配穴"。

此外还有"八会穴""八脉交会穴""原穴""合穴""下合穴"……总之，古人发现了好多调节经络、脏腑功能的开关，当一个反应迟钝时，还有其他的办法可用，也许这就是条条大路通罗马吧。特定穴位如何组合、选择则需要经过专业培养、长期实践后方可熟练应用。

如何疏理十二条经络？如何寻找经络阻滞点？如何判断经络状态？作为非专业人士完全明了确实有困难，但只要我们掌握审微恙的方法，记住每条经络需要探查的路线、通过敏感点疏理、再用心去细细感受，了解身体信息还是可以办到的。也许你和身体对话的时候还能发现本书没有发现的新敏感点，何乐而不为呢？

和身边的朋友们交流时发现非专业人士记住那些经络探查点并不是很难，难的是坚持。那么坚持经络疏理有什么益处呢？孔子说："己所不欲，勿施于人。"我结合自己的感受与大家分享一下吧，我觉得坚持经络疏理好处有三。

第一，养成每天和身体对话的好习惯

我们把一小时分解为 9 个部分，每天有九次机会和身体对话，了解经络的感受，如果有异常感觉随时发现，随时治理。每天除了吃饭、学习、工作、睡觉，还增加了一项自我养生的科目，不是很有趣吗？

第二，增进了家人、朋友的感情交流

我的好多朋友在学会自我经络疏理后，在家人、亲友、同事的身上寻找痛点，甚至乐此不疲，遇到不解的问题再求助于我，他们在帮助别人的同时获得了成就感、自豪感，促进了感情交流，增加了对祖国传统文化的热爱。

第三，把自己培养成经络敏感人

在这方面我的感受很深，有人说我给别人探查时敲哪哪疼，我自己经过这几年的疏理，平时身上没有痛点。可一旦我的身体出现状况，不等主动探查，身体就给我信号。有一年夏天，早上起床后走路时，发现右腿的丰隆处有痛感，有过量运动后肌肉紧张疼痛的感觉，按揉了一上午，痛感逐渐消失了。仔细想来，原来前一晚贪嘴吃了两块西瓜，凉西瓜对胃的刺激，使胃向我发出了抗议。

好比遇冷时打寒战、打喷嚏一样，这是身体自主排寒的防御手段，但现在有多少人几年甚至十几年不感冒了，难道是他没遇到寒邪侵袭吗？非也，这类人普遍是体内寒邪凝滞，对侵入体内的邪气身体已经无知无觉。

实践证明，疏理经络是恢复知觉的好方法。老子说："上士闻道，勤而行之；中士闻道，若存若亡；下士闻道，大笑之，不笑不足以为道。"希望大家做闻道的"上士"，坚持经络疏理，早日成为经络敏感人，继而成为"治未病"的"上工"！

最后

感谢祖先为我们留下如此丰富的医学宝藏！

感谢我的父母，引导我走上了中医之路！

感谢我的妻子，一直以来风雨同舟给我以支持与鼓励！

感谢我的身体，在研习中医时让我体会到的奇妙感觉！

感谢找我调理的朋友，你们的信任与身体感受坚定了我的信心！

感谢中国科学技术出版社对本书出版的大力支持！

感谢所有亲友这些年来对我的关心、支持！

附　录
十二经络堵点探查、疏通

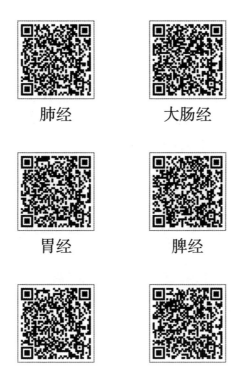

肺经　　　　　　大肠经

胃经　　　　　　脾经

心经　　　　　　小肠经

膀胱经

肾经

心包经

三焦经

胆经

肝经